Dr. Rudolf Likar • Dr. Herbert Janig
Dr. Georg Pinter • Michael Schmieder, MAE
Dr. Reinhard Sittl • Dr. Slaven Stekovic

VORSORGEN
statt
behandeln

Gesund bleiben ohne Verzicht

Dr. Rudolf Likar • Dr. Herbert Janig
Dr. Georg Pinter • Michael Schmieder, MAE
Dr. Reinhard Sittl • Dr. Slaven Stekovic

VORSORGEN statt behandeln

Gesund bleiben ohne Verzicht

Aufgezeichnet von
Andrea Fehringer & Thomas Köpf

Redaktionelle Mitarbeit: Hans Schneeweiß

ueberreuter

»Der Weise trifft für das Zukünftige Vorsorge
als wäre es zugegen.«
Publilius Syrus, römischer Denker

»Wer nicht jeden Tag etwas für seine Gesundheit aufbringt,
muss eines Tages sehr viel Zeit für die Krankheit opfern.«
Sebastian Kneipp

»Es ist zu spät, Brunnen zu graben, wenn der Durst brennt.«
Titus Maccius Plautus, römischer Komödiendichter

Inhalt

Die Autoren	6
Einleitung	8
Kollaps & Systemversagen	
Kapitel 1	17
Der Held, die alte Dame und die Tänzerin	
Kapitel 2	41
Prävention, was ist das eigentlich?	
Kapitel 3	65
Die Regierung möchte die Gesundheitsversorgung verbessern	
Kapitel 4	74
Die zehn goldenen Regeln der Vorsorge	
Kapitel 5	113
Was Sie schon immer übers Abnehmen wissen wollten	
Kapitel 6	153
Ziel ist, das Altern gesund und erträglich zu machen	
Kapitel 7	166
Fitness-Tracker, Smartwatches, KI	
Kapitel 8	178
Schreckensbild Demenz	
Kapitel 9	193
Manche Menschen machen alles richtig	
Kapitel 10	199
Warum tut die Politik so wenig?	
Anhang	210

Anmerkung: Im vorliegenden Buch wird aus Gründen der besseren Lesbarkeit und Übersichtlichkeit auf gegenderte Formulierung weitgehend verzichtet. Selbstverständlich ist immer die weibliche und männliche Form gemeint.

Die Autoren

Univ.-Prof. Dr. Rudolf Likar ist Facharzt für Anästhesiologie und allgemeine Intensivmedizin, außerdem Spezialisierung auf den Gebieten der Schmerztherapie und Palliativmedizin. Er ist Vorstand der Abteilung für Anästhesiologie und Intensivmedizin am Klinikum Klagenfurt und Vorstand der Abteilung für Anästhesiologie und Intensivmedizin am LKH Wolfsberg. Lehrstuhl für Palliativmedizin an der SFU Wien. Gerichtsachverständiger für Anästhesiologie, allgemeine Intensivmedizin und Palliativmedizin. 1. Vizepräsident der Österr. Palliativgesellschaft (OPG), PAST Präsident ÖGARI, Generalsekretär der Österreichischen Schmerzgesellschaft (ÖSG).

Dr. Georg Pinter ist Facharzt für Innere Medizin/Geriatrie und Arzt für Allgemeinmedizin. Er ist Vorstand des Zentrums für Altersmedizin am Klinikum Klagenfurt am WS. Sekretär der Österreichischen Gesellschaft für Geriatrie und Gerontologie (ÖGGG), Geriatriereferent der Ärztekammer für Kärnten.

Univ.-Prof. Dr. Herbert Janig ist Klinischer und Gesundheitspsychologe, Prof. i. R. an der Alpen-Adria-Universität Klagenfurt. Ehem. Leitung des Studienbereichs „Gesundheit und Pflege" an der FH Kärnten. Arbeitsschwerpunkte: Projektbegleitung im Gesundheitsbereich.

Michael Schmieder, MAE ist Ethiker und Pfleger. Er leitete über 30 Jahre lang die „Sonnweid" in Wetzikon und entwickelte sie zu einem der besten Institutionen für Menschen mit Demenz. Er gilt als wichtiger Erneuerer der Betreuung und Pflege von Menschen mit Demenz. Heute vermittelt er sein Wissen mit Referaten, Büchern und Medienbeiträgen.
www.demenzworld.com und www.demenzwiki.de sind durch seine Initiative entstanden.

Dr. med. Dipl. Soz-W. Reinhard Sittl studierte Medizin und Sozialwissenschaften. Zusätzlich hat er die B-Lizenz des DFB als Fußballtrainer. Von 1988 bis 2016 war er Leiter des Interdisziplinären Schmerzzentrums an der Universitätsklinik in Erlangen. Schon seit 2000 hat er die Medizinische Trainingstherapie in das Behandlungskonzept chronischer Schmerzpatienten integriert. Seit 2016 bietet er in seiner Privatpraxis neben einer Schmerztherapie-Beratung Hypnose als Zusatztherapie für Menschen mit hartnäckigen Schmerzen an.

Dr. Slaven Stekovic, MBA ist ein Molekularbiologe und Unternehmer im Bereich der Langlebigkeit, Alterung und altersassoziierten Erkrankungen, er forschte an der Karl-Franzens-Universität in Graz und unterrichtet an mehreren europäischen Universitäten. Dr. Stekovic beschäftigt sich vorwiegend mit der Anwendung neuer wissenschaftlicher Entdeckungen und neuen Technologien in den realen Umgebungen – von Robotik und Künstlicher Intelligenz bis zur Entwicklung neuer Therapien für altersassoziierte Erkrankungen.

Einleitung:
Kollaps & Systemversagen

Das Problem mit Katastrophen ist, dass man sie erst bemerkt, wenn sie schon da sind.

»Das Gesundheitssystem bricht zusammen«, sagte Elisabeth Potzmann, Präsidentin des Österreichischen Gesundheits- und Krankenpflegeverbandes, im Mai 2023. Kurz davor hatte ein Arzt gewarnt, in Wien besser keinen schweren Unfall zu haben, weil eine flächendeckende Notfallversorgung nicht mehr gewährleistet sei. Also bitte aufpassen beim Gasgeben und Überholen. Der Tod schleicht durch die Intensivstationen wie ein grantiger Geck.

Keine Betten, keine Mitarbeiter, jeder dritte Mediziner will nicht mehr im Spital arbeiten, und das Pflegepersonal ist den Tränen nahe – oder schon im Burnout. Händeringend sucht man im Ausland nach Arbeitswilligen, auf den Philippinen, in Brasilien und in Afrika. Ärzte schreiben offene Briefe, die nicht mehr auslösen als eine knackige Meldung im Boulevard. Ganze Stationen werden geschlossen, Operationen verschoben, Patienten auf die Gänge verlegt. Der systematische Kollaps kommt freilich nicht überraschend.

Vor drei Jahren wiesen wir in unserem Buch »Im kranken Haus« auf die Schwächen des Gesundheitssystems hin. Fünfzig Punkte, jeweils mit konkreten Lösungsvorschlägen. Geändert hat sich nichts. Jetzt brennt der Hut und der weiße Kittel gleich mit.

Drei Gesundheitsminister in drei Jahren, die je nach Anlass mehr oder weniger betroffen in die Kameras nickten. In der Pandemie hieß es, man müsse das Gesundheitssystem in Form von Lockdowns und einer wankelmütigen Impflicht schützen. Nach der Pandemie brach das System ganz von allein zusammen. Das Virus heißt Tatenlosigkeit. Über die Vogel-Strauß-Politik werden wir später im Buch noch berichten.

Der Status quo ist also keine Überrumpelung oder Verblüffung: Überfüllte Spitäler, unnötige Krankentransporte, der Ruf nach Work-Life-Balance in Form einer 32-Stunden-Woche oder noch besser: gar nicht arbeiten, fehlende Medikamente, steigende Kosten, ungesunde Bürokratie, manipulierte Studien, keine Regelungen für praktische Ärzte, Angst vor juristischen Konsequenzen, junge Mediziner wollen nicht aufs Land und immer mehr ältere Menschen leben in den Städten und wünschen sich ein Leben ohne Krebs. Dazwischen Pressekonferenzen und allenthalben ein Gesundheitsgipfel. Notfallpläne gibt es nicht einmal in der Schublade.

»In Wiens Spitälern herrscht ein Flächenbrand«, sagte Stefan Ferenci, Vizepräsident der Ärztekammer Wien. Als Löschmittel forderte er eine Prämie für Gesundheitsbedienstete in Höhe von 24.000 Euro. In Summe käme das Goodie der Bleibe-Boni auf 675 Millionen Euro, die der Steuerzahler zu entrichten hätte. In anderen Rechnungen werden die Mehrkosten auf eine Milliarde geschätzt. auf eine Milliarde. Wiens Gesundheitsstadtrat Peter Hacker sah im Zeit-im-Bild-Interview keine Schuld bei sich, er sagte, er werde mit dem Finanzminister reden. Außerdem warf er der Kammer vor, »in einen persönlichen Krieg mit dem Gesundheitsverbund zu ziehen«, und: »Die Ärztekammer möchte das Tohuwabohu haben.«

Streikankündigungen, Drohungen, Geldforderungen. Ausgestreckte Zeigefinger, die das Gegenüber anklagen. Stethoskope in geschlossenen Ohren. Chaos in Skalpellform. Irgendwie will niemand Verantwortung übernehmen, das wäre politisch nicht korrekt.

Reinhard Waldhör, Vorsitzender der Gesundheitsgewerkschaft, sprach von »äußert beunruhigenden Zeiten«. Von einem Notstand. 2.775 Spitalsbetten gesperrt, 700 Ärzte und 2.200 Pflegekräfte fehlen. So ein Wunder.

Ein Bericht der Patientenanwaltschaft dokumentiert drei tragische Fälle in Spitälern. Der Grund: Überlastung.

Fall eins: Ein 31-jähriger Mann sei wegen eines Diagnosefehlers in einem Spital zu Tode gekommen. Er habe in einer Notfallambulanz über starke Schmerzen im linken Brustkorb geklagt. Die Diagnose: Muskelverspannung und Nervenschmerz. Der Patient wurde heimgeschickt und starb wenige Stunden später an einem Herzinfarkt.

Fall zwei: Eine 53-jährige Frau starb bei der Dialyse, weil der venöse Schlauch herausgerutscht sei und das gereinigte Blut statt zurück in den Körper auf den Boden geronnen war. Auf den Gerätealarm wurde zu spät reagiert, die Frau verstarb.

Fall drei: Ein Behandlungsfehler soll passiert sein, als ein 22 Tage altes Baby beim Baden im Krankenhaus an Oberschenkel, Gesäß und Bauch Verbrühungen erlitt. Eine Pflegeassistentin habe Gummihandschuhe getragen und es verabsäumt, genau auf die Wassertemperatur zu achten. In diesem Fall zahlte die Haftpflichtversicherung eine Entschädigung.

Insgesamt wurde die Wiener Patientenanwaltschaft 972-mal »wegen Anliegen in Krankenhäusern« kontaktiert.

Da ist einiges faul.

Es riecht nach Mief wie aus dem Kanal.

Willkommen in der Zweiklassen-Medizin.

Wie sehr es ächzt und kracht im Gebälk des Systems, zeigen die Statistiken, über die man lieber nicht spricht: Die Zahl der unbesetzten Hausarztstellen stieg in nur zwei Jahren um 68 Prozent, also von 62 auf 104. Gleichzeitig erhöhte sich die Zahl der Wahlärzte um zehn Prozent – auf 3.394. Mehr als 55 Prozent der Hausärzte sind jetzt Wahlärzte. Bei den Fachärzten ist das Verhältnis noch drastischer: Sieben von zehn arbeiten als Wahlärzte. Dazu kommt die Überalterung: Jeder zweite niedergelassene Arzt ist über 55 Jahre alt.

Für die Patienten heißt das: statt der e-card bitte die Kreditkarte zücken.

Bundeskanzler Karl Nehammer erkannte im Juni Weises: »Wir haben zahlreiche Strukturprobleme, die seit mindestens 15 Jahren verschleppt wurden und sich nun zugespitzt haben.« Gemeinsam mit Gesundheitsminister Johannes Rauch plante man eine strukturelle Änderung: Im zweiten Halbjahr 2023 sollen 100 neue Kassenarztstellen geschaffen werden, bis Ende 2024 500 dazukommen und auch die Kassenverträge finanziell attraktiver werden. Außerdem sollen bis 2025 80 neue Ärztezentren entstehen, sogenannte Primärversorgungseinheiten, kurz PVE. Ob das die Situation in den Spitälern und das System an sich verbessert? All jene Strukturpläne, die seit mindestens 15 Jahren verschleppt wurden? Das System hängt an der Beatmungsmaschine.

Pffftt... ooooch.
Pffftt... ooooch.
Pffftt... ooooch.

Leider, sagt der Operateur, leider konnten wir nichts mehr tun.

Das Problem mit dieser Katastrophe ist, dass man sie hätte verhindern können.

Die Menschen draußen bekommen das mit oder erfahren es am eigenen Leib. Laut einer Umfrage des Demox-Institutes für das Austrian Health Forum ist jeder dritte Österreicher mit dem Gesundheitssystem unzufrieden, sechs von zehn sehen eine Verschlechterung. Zum Vergleich: Im Mai 2019 waren noch 77 Prozent »sehr zufrieden« oder »eher zufrieden«. Die Rede ist heute von einer Zwei-Klassen-Medizin und einem erschreckenden Pflegenotstand. 66 Prozent haben Schwierigkeiten einen Arzttermin zu bekommen, 27 Prozent nutzen ihre Beziehungen, um die Sache zu beschleunigen. Jeder vierte hat vor, eine Zusatzversicherung abzuschließen, 46 Prozent besuchten in den vergangenen sechs Monaten einen Wahlarzt. Kurzum: Wer Geld hat und gute Kontakte, kommt dran, für den Rest heißt es: bitte warten.

Gerade jetzt empfiehlt es sich, mehr auf sich zu schauen. Vorsorgen statt behandeln ist das Gebot der Stunde.

Jeder möchte alt und vor allem gesund alt werden. Früher dachte man, das liege alles in den Genen, die uns von Mutter und Vater mitgegeben wurden. Wenn die Eltern oder Großeltern sehr alt wurden, konnte man sich ebenfalls auf ein langes Leben freuen, hieß es. Denn ein genauer Code liege darin, mit welcher Lebenserwartung eben zu rechnen sei. Und dieses Alter – vielleicht wollten das viele auch gar nicht wissen – könnte man auch labortechnisch ermitteln.

Eine aktuelle Studie ließ aufhorchen. In Zeiten von Computer und KI (Künstlicher Intelligenz) konnte ein riesiger Datensatz von 400 Millionen Menschen ausgewertet werden. Im von Google gegründeten Biotech-Unternehmen Calico wurden die Zahlen und Fakten sortiert. Graham Ruby leitete die Untersuchung und veröffentlichte sie im Fachmagazin *Genetics Society of America*.

Das Ergebnis: Nur vier bis sieben Prozent unseres genetischen Codes beeinflussen die Lebenserwartung. Wenn sie fast nicht von den Genen abhängt, wovon dann? Von unserem Lebensstil. 93 bis 96 Prozent der Lebenserwartung sind von unserem Lifestyle beeinflussbar.

Wir haben unser Leben quasi in der Hand. Und können selbst bestimmen, ob wir als Fast-Food-Junkie und Kettenraucher schon früh im modrigen Grab liegen oder ob wir uns noch im hohen Alter die Sonne ins Gesicht scheinen lassen wollen.

Dem gegenüber steht ein aktueller Systemfehler in der strengen Kammerdenke: Im Dezember 2022 startete die Ärztekammer eine Kampagne, die die Leistungen der niedergelassenen Ärztinnen und Ärzte in den Vordergrund stellen sollte.

Der irrwitzige Slogan lautete: »Meine Gesundheit beginnt bei meiner Ärztin, meinem Arzt. Und nirgendwo sonst.« Darunter stand abgedruckt: »Nur von meiner Ärztin, von meinem Arzt:

meine Vorsorge, meine Medikamente, die richtige Diagnose und Therapie. Das ist sicher.«

Da stellt sich die Frage, ob die oben erwähnte Studie den Marketing-Spezialisten der Ärztekammer nicht bekannt war.

Jedenfalls kam es zu einer heftigen Auseinandersetzung. Public Health-Experten warfen der Kammer vor, dass die Gesundheit von vielen Dingen beeinflusst werde. Etwa Faktoren wie Einkommen, Bildung, Umwelt oder Prävention. Auch würden andere Gesundheitsberufe mit diesem Slogan völlig ausgeklammert.

Richtig ist: Die Gesundheit beginnt nicht beim Arzt, sie beginnt bei einem selbst.

Die Kampagne wurde heftig kritisiert.

Sogar Klage wurde eingereicht.

Am Ende schickte die Ärztekammer am 14. Juni 2023 eine Rundmail an die Mitglieder:

Sehr geehrte Damen und Herren,

aufgrund der mit Beschluss des Oberlandesgerichts Wien vom 30.05.2023, GZ 1 R 31/23w, bestätigten einstweiligen Verfügung darf die Kampagne „Meine Gesundheit beginnt bei meiner Ärztin, meinem Arzt. Und nirgendwo sonst." ab sofort nicht mehr weiterverbreitet werden. Wir ersuchen daher alle Kernbotschaften und sämtliche Sujets der Kampagne unverzüglich von Ihrer Webseite/in Ihren digitalen Medien offline zu nehmen und aus Ihren Printmedien zu entfernen sowie Äußerungen über die Inhalte und Kernbotschaften der Kampagne zu unterlassen.

Es wird ausdrücklich darauf hingewiesen, dass jegliche mündliche, schriftliche oder digitale Weiterverbreitung von Kernbotschaften und sämtlichen Sujets der Kampagne auch durch der Ärztekammer zuordenbaren Mitarbeiterinnen/Mitarbeiter und Organe zu unterlassen ist.

Ebenso ersuchen wir, Ihre ärztlichen Mitglieder darüber zu informieren, dass die mit der Österreichischen Ärztezeitung aus-

gesandten Wartezimmerplakate zur Kampagne unverzüglich abzuhängen sind.
Die weitere strategische Vorgangsweise wird in der nächsten Sitzung der BKNÄ am 22.06.2023 besprochen.
Mit freundlichen Grüßen
Dr. Harald Schlögel,
Geschäftsführender Vizepräsident

Aha. Was blieb, ist eine Fußnote in der Aufzählung der Errungenschaften der Kammer.

Nebenbei ist zu erwähnen, dass das österreichische Gesundheitssystem vorwiegend auf Reparaturmedizin ausgelegt ist. Wir reden davon, dass die Kosten für Gesundheitsausgaben ins Unermessliche steigen und für Prävention zu wenig ausgegeben wird, weil das Behandeln lukrativer ist als das Vorbeugen.

In diesem Buch widmen wir uns der Prävention, dem Vorbeugen. Wir schauen uns Menschen und ihren Lifestyle an. Wir betrachten Vorsorgemedizin konkret. Was müssen wir wirklich tun, um gesund zu bleiben? Und warum tun wir das nicht? Was hindert uns daran? Warum knurrt der innere Schweinehund so laut?

Wir checken, wie Vorsorge in der Praxis abläuft. Heute kann mithilfe der KI ein Arzt die Wahrscheinlichkeit einer Erkrankung vorhersagen und vorbeugende Maßnahmen einleiten, um die Krankheit vollständig zu verhindern.

Wir offenbaren zehn goldene Regeln der Vorsorge. Was sollte man vorsorglich schlucken? Ist die reguläre Gesundenuntersuchung nicht zu ungenau? Wie viele Parameter müssen gemessen werden, um ein Bild zu bekommen, ein Abbild der eigenen, biomedizinischen Zukunft?

Es wird in diesem Buch auch darum gehen, wie wir Krankheiten wie Alzheimer oder Diabetes im Voraus bekämpfen können. Dann gibt es ein Kapitel über Hightech-Tools, elektronische Helferlein, die permanent unsere Körperwerte abrufen.

Helfen sie uns wirklich? Oder machen uns die vielen Daten verrückt? Und überhaupt: Wie sieht es mit der Sicherheit dieser Daten aus?

Was können wir für unsere innere Balance tun? Wie kann Stress vermieden oder abgebaut werden? Hilft dabei die Kraft der guten Gedanken? Heilt Liebe präventiv? Braucht es einen Glauben, um gesund zu bleiben? Und: Was kann der Mensch selbst, was kann die Gesellschaft tun, um besser, um gesünder zu werden? Stichwort: Eigenverantwortung versus gesellschaftliche Verantwortung.

Ein Hauptproblem unserer Zeit ist der langsame Selbstmord mit Messer und Gabel. Viele Menschen sind übergewichtig. Das schadet nicht nur dem Herz-Kreislauf-System und den Gelenken, sondern auch der Leber.

In einer Studie aus dem Jahr 2020 zeigten Wissenschaftler, dass eine Reduktion der Körpermasse, also des Gewichts, von zehn Prozent schon viel ausmacht. Wenn eine Person, die 80 Kilo schwer ist, acht Kilogramm abnimmt und es auf 72 Kilogramm runterschafft, tut sie auch für ihre Leber etwas Gutes. Der BMI, der Body-Mass-Index, wird reduziert. Bei 90 Prozent der Patienten konnte die Versteifung der Leber sogar rückgängig gemacht werden. Dieser steife Zustand ging von selbst zurück, die Leber wurde wieder elastischer – allein durch das Abnehmen.

Ein anderes Ergebnis dieser Studie war weniger aufmunternd. Es zeigte sich, dass es nur 50 Prozent der Patienten schafften, zehn Prozent ihres Körpergewichtes zu verlieren; jeder zweite gab auf und ging in die Kantine. Was brauchen wir zum Abnehmen? Regelmäßiges Training und regelmäßig gesundes Essen. Es hilft nicht, drei Wochen lang Gemüse und Suppen zu essen und alle fünf Tage ins Fitnesscenter zu rennen, um dann nach der dritten oder vierten Woche wieder den Würstelstand leerzuräumen. Es ist wichtig, dass sich der Lebensstil ändert, damit die Ursache behandelt wird.

Wir haben das Abnehmen im Selbstversuch probiert und in einem Kapitel detailliert protokolliert. Erstaunlich: Es geht.

Zurzeit wird ein Medikament für Diabetiker als neues Abnehm-Wundermittel propagiert: die Schlankmacher-Spritze mit dem Namen Ozempic, auch bekannt unter Wegovy. Es beinhaltet den Wirkstoff Semaglutid, der körpereigene Hormone nachahmt. In den USA ist es bereits zugelassen, demnächst auch in Europa. Ein plastischer Chirurg in Wien verabreicht es an Interessierte. Gepriesen wird das Fett-weg-Jaukerl mit Celebrity-Faktor. Kim Kardashian, Adele und auch Elon Musk schwören darauf. Was das Marketing ganz leise erwähnt, sind die Nebenwirkungen: Übelkeit und das sogenannte Ozempic-Face – ein hängendes Gesicht und älteres Aussehen. Außerdem gebe es keine Langzeitstudien. Und: Wer das Präparat absetzt, muss den gesunden Lebenswandel weiterführen, sonst packt der Jo-Jo-Effekt die verlorenen Pfunde wieder rund um die Leibesmitte. Kurzum: Es geht auch ohne Pharma. Wir haben es bewiesen. Vorsorge ist Bewusstsein.

Vorsorge ist das Schauen auf das Ich.

Schließlich wollen wir uns noch ansehen, warum die Politik so wenig für die Prävention unternimmt. Warum Vorsorge gerne aufgeschoben wird. Und wie viel Geld man sparen könnte, wenn man rechtzeitig darauf schaut, dass die Menschen Bewegung machen, sich vernünftig ernähren und sich um die richtigen Untersuchungen kümmern. Der beste Arzt ist die Eigenverantwortung.

Wir entscheiden, ob Krankheiten wie Demenz entstehen oder nicht. Wir sind verantwortlich für unser Leben. Wir lenken unseren Lifestyle. Daher braucht es dieses Buch: Wir haben unsere Gesundheit in der Hand.

Und jetzt treffen wir Franz Klammer.

Kapitel I
Der Held, die alte Dame und die Tänzerin: Menschen und ihr gesunder Lifestyle

Die Herbstsonne tüncht Mooswald in ein orangegelbes Geflecht, in ein Kaleidoskop aus Licht und Schatten. In diesem Ort läuft die Zeit um einen Tick langsamer; manchmal scheint sie stillzustehen, als wären die Stunden und Minuten vernachlässigbar, eine Lappalie. Zeit perlt an uns ab. Es muss an der Kärntner Luft liegen, dass man hier die Ruhe Zug um Zug einatmet. Das Ziel befinde sich am Ende der Straße, sagt das Navi.

Vis-à-vis von seinem Elternhaus hat Franz Klammer sein Refugium hingebaut. Vor dem Eingang prangt ein steinerner Hund, von der Weite könnte man ihn für echt halten. Der Olympiasieger öffnet die Tür und sagt: »Servus, warst du nicht eh schon einmal da?«

»Nein, aber danke für die Einladung.«

»Komm doch weiter«, sagt Franz Klammer. Er trägt Jeans und ein kariertes Freizeithemd. Der Smoking wird nur bei Preisverleihungen angezogen. Daheim lebt es sich leger. Kärntner mögen keine Krawatten.

Die Küche ist groß und offen, viel helles Holz.

Das Wohnzimmer mit Ausblick auf die Karawanken. Der Dobratsch thront im Hintergrund. Holz und viel Glas, eine Breitseite Natur zum Greifen, Wälder, Lichtungen, grüne Abschnitte und Schneekuppen auf den Bergen in der Ferne. Es ist später Nachmittag, bald wird die Sonne hinter dem Massiv verschwinden. Zwielicht zeigt alles.

In der Mitte des Raums steht ein wuchtiger Holztisch, umringt von Sesseln, alles gemütlich und vom Feinsten. Frei von Staub.

Franz Klammer holt eine Flasche Sauvignon Blanc aus der Südsteiermark aus dem Kühlschrank und füllt die Gläser goldgelb an. »Prost auf die Gesundheit.« Er wirkt sehr authentisch, steht nach wie vor gut auf dem Innenski des Lebens. Naturbursch durch und durch. Das Lächeln eines Lausers, der Blick eindringlich wie im Starthaus auf der Streif.

Im Dezember wird der Volksheld siebzig. 1976 gewann er Olympia in der Abfahrt. Mit 25 Abfahrtssiegen und dem fünfmaligen Gewinn des Abfahrtsweltcups ist er der erfolgreichste Rennläufer dieser Disziplin in der Weltcupgeschichte. Sogar einen Kinofilm hat man über ihn gemacht. Titel: *Klammer – Chasing the Line*. Kritiker lobten den Film, nur der Standard nicht: »Klammers Triumph gerinnt zum kitschigen Emblem des nationalen Zusammenhalts«. Naja – ihm ist's wurscht.

Trotzdem ist der Nationalheld am Boden geblieben, kärntnerisch geerdet. Echt. Vital.

»Gesund ist für mich, dass ich alles machen kann, was ich machen will. Dann geht's mir gut. Dann bin ich gesund.« Er nippt am Weinglas, deutet hinaus auf die Berge, seine Heimat; sein Arbeitsplatz waren die Steilhänge.

»Für mich ist der Sport wichtig, dass ich nach wie vor viel Ski fahren gehen kann, dass ich mit meinem Radl fahren, dass ich Golf spielen, dass ich einfach manchmal ein bisschen wandern kann, und natürlich gehört das Feiern auch dazu.«

Feste besuchen oder einfach einen Tag mal Tag sein lassen und ein bisschen Ski fahren, einkehren und sitzen bleiben. Diese Dinge sind einfach wichtig. Wer sich das Feiern versagt, entsagt sich dem Glück. Zur Gesundheit gehören eben auch kleinere Sünden. Das ist das Geheimnis.

Bewusst leben.

Er überlegt, wie das früher so war. Als Leistungssportler ans Altern zu denken, war nie ein Thema. Das ändert sich erst, wenn die Falten kommen. »Ich versuche schon, auf den Körper zu schauen. Wahrscheinlich zu wenig. Aber ich hab meine gesunden Phasen, in denen ich sage: Okay, jetzt muss ich mich zurücknehmen. Hab ja als Sportler gewusst, dass ich in den Körper hineinhorchen muss. Da sag ich: Hoppla, das ist zu viel, jetzt muss ich wieder Gas rausnehmen, egal ob das jetzt Sport oder was auch immer ist. Letztens war ich in Kitzbühel, fünf Tage und danach musste ich alles entspannter angehen.«

Das Leben macht Spaß, wenn Abwechslung da ist.

Einer der Autoren dieses Buches fragt: »Sagen wir ganz offen: Wenn man eine halbe Nacht durchmacht, wie motivierst du dich am nächsten Tag oder sagst du dir, ich pfeif drauf und bleib liegen?«

Franz Klammers Mundwinkel heben sich. »Nein, das Durchmachen darf nicht so sein, dass du am nächsten Tag dann sagst, jetzt hänge ich hier, sondern du musst aufstehen und den normalen Tagesablauf angehen. Natürlich, als ich jünger war, ist das leichter gegangen. Jetzt ist es ein bisschen schwerer, aber trotzdem muss man den normalen Tagesablauf einhalten und alles unternehmen, was man sich vorgenommen hat. Speziell, wenn du eine Radtour geplant hast oder Golf spielen willst, kannst nicht sagen, das gefällt mir jetzt nicht. Da gehört eine gewisse Disziplin zum Leben dazu.«

Die heutigen Trainingsprogramme von Sportlern seien nicht vergleichbar mit dem, wie man das früher angegangen ist. »Wohl, wir haben schon Konditionstrainer gehabt, auch Fitnesstrainer. Natürlich haben wir ganz anders trainiert als heute. Wenn du dir das Training von den Leuten heute anschaust, dann haben wir damals alles falsch gemacht. Aber es haben ja alle alles falsch gemacht, also war es wieder egal. Du musst natürlich schon einen Biss haben.«

Biss ist der Wille, etwas zu erreichen. Hingebung, Verve, Herzblut als Lebensmotor.

Psychologische Betreuung bis in die letzten Ganglien und Synapsen, so etwas gab es zu seiner aktiven Zeit nicht. »Ich glaub, die haben wir auch nicht gebraucht. Der Gute hat es in sich gehabt, und der Schlechte lernt es nie.« In seinen Sätzen schwingt Echtheit mit, das Unmittelbare.

Nicht alles muss reguliert und betreut sein. Was es braucht, ist die Mixtur aus Abfahrtshocke und Hocken in einem Wirtshaus. Franz Klammer mag Bodenständiges, einen Tafelspitz, Kasnocken oder auch einmal ein Schnitzerl. So was dürfe man sich nicht verwehren. Wer bewusst kleine Sünden begeht, macht noch lange keinen Fehler. Solange es im Maß bleibt.

Kleine Sünden sind Chili für die Seele.

Im August fuhr er ein paar Kilometer bei der Tour de France mit. »Da mache ich mich schon ein bissel fit, dass ich nicht ganz ohne Vorbereitung dastehe. Weil das geht nicht mehr. Früher habe ich noch von meinen Rennfahrerzeiten gezehrt, da konnte ich alles ad hoc machen. Jetzt braucht man schon eine gewisse Vorbereitungszeit.« Beim Schifahren geht es aber noch aus dem Stehgreif. Wer die Streif beim Hahnenkammrennen in der Direttissima hinuntergerast ist, tut sich beim gemütlichen Wedeln im Tiefschnee nicht schwer.

Der Trick besteht darin, bewusst zu leben und dabei trotzdem an das Morgen zu denken, aber nie zu apodiktisch.

»Natürlich hat man einen Plan, eine Familie, die man ernähren soll. Im Prinzip lebe ich schon im Heute. Und nicht im Was-morgen-sein-wird. Natürlich gibt es einen großen Plan, aber das ist nicht so strikt. Ich denke nicht, was wird in fünf Jahren sein, bei mir sind immer der nächste Tag und die nahe Zukunft das Um und Auf. Mit dem fahre ich ganz gut.« Das Gute ist, dass man dabei spontan sein kann.

Achtsamkeit ohne Verbissenheit, ein Credo, das glücklich macht und obendrein gesund hält. Ein kluges Prinzip, das man als Arzt genauso unterschreiben kann.

Rezept: Klammer-Glück. Schau auf dein Leben und schätze es. Und lass dir dein Leben nicht madig machen. Es ist gut so.

Draußen dämmert es. Die Sonne ist ein einsamer Kämpfer. Franz Klammer überlässt sich dem Strom seiner Gedanken.

»Die Natur, oh ja, sie ist unglaublich. Warte, ich zeig dir jetzt schnell eine Erinnerung. Da bin ich heuer eine Ski-Tour gegangen, raus aus der Haustür, die Ski hingeknallt und raufgegangen. Ein Wahnsinnserlebnis, das genieße ich, das ist jedes Mal was Besonderes. Es ist ein erhabenes Gefühl, das ist für mich schon sehr wichtig. Das habe ich beim Radfahren, mit dem Mountainbike oder dem Rennrad, wenn ich oben am Berg stehe, das atme ich ein und genieße den Moment. Für mich ist das ein wesentlicher Teil des Wohlfühlens.«

Es gibt vier Ls, die ganz entscheidend für Gesundheit und Vorsorge sind. Laufen. Lernen. Lachen. Lieben.

Franz Klammer lacht. »Was soll ich ohne Freude, was hat das Leben für einen Sinn, wenn man keine Gaudi hat? Ich finde, das ist ganz wichtig. Das Schönste ist, wenn die Gaudi aus dem Nichts heraus entsteht, und auf einmal wird es eine richtige Hetz. Man muss der Hetz freien Lauf lassen. Das ist das Um und Auf. Nicht sagen: Eigentlich darf ich das nicht machen, weil ich habe ja einen Plan und soll auf die Gesundheit auch noch schauen. Das ist in diesem Fall dann eher zweitrangig.«

Interessanterweise ist ihm der Glaube als spiritueller Zugang zur Vorsorge nicht wirklich wichtig. Jemand, der mit 120 km/h in der Hocke bleibt, kniet nicht gerne in der Kirche.

Franz Klammers Kraft liegt in der eigenen Motivation. »Ich meine nicht der Glaube, mich hat die Freude angespornt. Ich war vierzehn Jahre alt und habe die Möglichkeit gehabt, Rennen zu fahren, und dann bin ich Rennen gefahren. Da habe ich gewusst, das wird mein Leben, das hat mir so viel Spaß gemacht über die Jahrzehnte hindurch. Am Start zu stehen und wegzufahren, das ist so ein Glücksgefühl und eine Freude, da wird etwas frei, und das war für mich die Triebfeder. Nicht, dass ich Olympiasieger werden soll, sondern einfach, dass ich das so gern gemacht habe. Als Bub habe ich immer gesungen beim Skifahren, das tue ich jetzt auch, wenn's so richtig gut geht. Dann singe ich, obwohl ich nicht singen kann.«

Heute sagt man ganz modern, Dopamin, Endorphine, alles, was freigesetzt wird und was den Körper aufrechterhält.

»Das ist mir alles fremd«, sagt Franz Klammer. Ihn macht es stolz, dass er Leute inspiriert hat. »Viele Menschen haben wegen mir mit dem Skifahren angefangen. Sie kommen zu mir und sagen, dass ich Ihnen eine schöne Zeit gegeben und ihr Leben bereichert habe. Das war aber nicht unbedingt die Animo, ich reise gerne und genieße jeden Moment, egal, wo ich hinfahre.«

Seine Stärke ist, in jeder Lage das Beste herauszuholen und sich an die guten Sachen zu erinnern: »Wenn du mich fragst, was war dein schlechtestes Skirennen – ich habe keine Ahnung. Ich habe das schon längst vergessen. Ich weiß, was mein bestes Rennen war, aber die schlechten Sachen oder die, die nicht funktioniert haben, die streiche ich aus dem Leben, die tangieren mich auch nicht mehr. Das war und ist vorbei, und jetzt ist das Leben wieder was Neues. Schauen wir, was das Leben noch bringt.«

Ein Schlüssel zum Annehmen des Lebens ist die Dankbarkeit.

»Ich bin meinen Eltern irrsinnig dankbar, meiner Frau, dass sich unsere Ehe so entwickelt hat und dass ich eigentlich ein Leben führe, wie ich es mir vorstelle. Denn ich habe keine Bucket List, also eine Tabelle, auf der steht, was ich alles noch machen muss, bevor das Zielband des Lebens reißt.«

Franz Klammer hat zwei Töchter, Stephanie und Sophie, und drei Enkel, Felix, Alexander und Johanna. Einen Sportplan gibt es in der Familie nicht. Die beste Form ist, einfach aktiv zu sein, jeder nach seiner Fasson. Man ist bereit, manchmal auch eine Herausforderung anzunehmen, sei es sportlich etwas Anstrengendes zu machen, und zu sagen: Ich will das schaffen. Das hält dich gesund, weil du aktiv bist und nicht passiv.

»Wenn ich aktiv bin, dann nehme ich viel in die eigene Hand, und das ist auch vom Gesundheitlichen, vom Mentalen her das Wichtigste.«

»Als Arzt weiß man: Menschen sind oft ein bisschen bewegungsfaul. Wie würdest du Menschen zum gesunden Sport motivieren?«

Er gestikuliert mit den Händen. »Man muss ihnen vorleben und plausibel erklären, wie schön das ist. Wenn mit mir einer eine Skitour macht, sagt er dann: Das ist sowas von herrlich. Meine Tochter ist mit mir mitgegangen und hatte eine Riesenfreude. Als sie nicht auf den Gipfel wollte, habe ich sie mit einem Schmäh gepackt, und es hat ihr dann doch viel Spaß gemacht. Ich glaube, drängen geht nicht, auch nicht bei kleinen Kindern. Besser langsam hinführen, vielleicht springt der Funke über. Meines Erachtens ist Sport extrem wichtig fürs Wohlbefinden, für die Jugend, damit man über die Pubertät hinwegkommt. Meine Töchter sind keine Skifahrerinnen geworden, sie sind geritten und hatten keine Pubertätsprobleme. Sie hatten ein Pferd und sind in der Woche fünfmal zum Pferd gefahren. Plötzlich waren sie achtzehn und die Zeit war vorbei. Sie haben es irrsinnig gern gemacht. Wenn man das Glück hat, dass man die Kinder vom Computer wegbringt und dass sie sich körperlich ertüchtigen, läuft alles andere mit.«

Tiere seien überhaupt gute Motivatoren. Ein Hund zum Spazierengehen oder zum Laufen wirkt auch bei Bewegungsmuffeln Wunder, wuff.

»Spielt für dich Ernährung eine wichtige Rolle für die Ausgeglichenheit?« Klammer überlegt. »Jein, wir essen eigentlich sehr gesund. Meine Frau kocht umsichtig, aber nie einseitig. Fleisch, viel Gemüse. Aber wir essen keinen Junk. Das ist mir schon sehr wichtig. Die Ernährung gehört eben dazu. Ich halte von den ganzen Diäten nicht wirklich was, man muss das Leben so nehmen, wie es ist. Als Sportler haben wir früher überhaupt keine besondere Ernährung gehabt. Heutzutage haben sie einen eigenen Koch dabei, das hat es bei uns alles nicht gegeben. Und es hat auch funktioniert. Ich glaube, wenn man jung ist, kann der Körper sehr viel verkraften. Später kommt dann die Vernunft dazu. Radfahren gehen und beim Essen mäßigen, am Abend nichts essen und keine Völlerei. Manchmal sollte man sich schon ein bisschen kasteien, um dem Körper die Chance zu geben, sich zu erholen.«

Auch geistige Fitness braucht es, um die grauen Zellen auf Trab zu halten. Klammer liest viele Bücher und lernt Italienisch. Im Alter eine Fremdsprache zu lernen und an der Kreativität zu arbeiten, ist wie ein großer Schöpfer aus dem Jungbrunnen.

Das Rezept ist relativ simpel: »Zuerst schauen, dass der Körper auf der Höhe ist, und dann, dass der Kopf in Ordnung bleibt.«

»Neueste Erkenntnisse zeigen: Eine Sprache zu lernen, ist eigentlich das Wichtigste gegen die Demenz. Du machst das genau richtig.«

»Na bitte.«

Franz Klammer erzählt, dass heute im Rennsport Musiktherapie eingesetzt wird, aus psychologischen und meditativen Gründen. »Wir haben ja damals keinen Psychologen gehabt, wie sie ihn heute alle brauchen. Und alle hören jetzt Musik. Ich habe damals in den 1970er-Jahren das Trompetenkonzert von Johann Nepomuk Hummel gehört, und es hat mir gefallen. Das habe ich mir dann abends zum Schlafengehen und auch morgens zum Aufstehen rauf und runter angehört. Es hat mir niemand gesagt, dass ich das machen soll. Es tat mir gut, so habe ich es einfach verwendet.«

»Auch beim Olympiasieg?«

»Ja, natürlich.«

»Früher hat man einfach mehr improvisiert. Intuitiv gehandelt. Die Gesundheit definiert sich, wie wir gehört haben, durch physisches und soziales Wohlbefinden. Ist dir das soziale Umfeld, die Familie, die Liebe auch wichtig?«

Franz Klammers Augenbrauen heben sich. »Die Liebe ist besonders wichtig. Der Mensch ist nicht gebaut, um einsam zu sein, sondern die Zweisamkeit ist wichtig. Die Familie ist wichtig, ein positives Miteinander, und ich habe Gott sei Dank kein Streitpotenzial. Wenn mit mir jemand streiten will, stehe ich auf und gehe. Was soll ich mich mit dem belasten? Es gehört dazu, dass man anderen Menschen hilft. Ich bin in einer glücklichen Situation, es geht mir gut und ich habe viel erreicht. Jetzt kann ich versuchen, Menschen, denen es nicht so gut geht, unter die Arme zu greifen. Das gehört zum Wohlbefinden dazu.« Altruismus als Heilmittel. Das ist fast so, als würde man am Tempel der allgemeinen Menschenliebe bauen. Freilich gebe es auch Menschen, die einen negativen Einfluss auf andere ausüben, die Energieräuber. Bei wichtigen Entscheidungen müsse man aufpassen, mit wem man sich am Vortag umgibt.

Franz Klammer schenkt den Sauvignon Blanc nach. Wir reden weiter über dieses Buch, dazwischen ein weiteres Prost aufs Leben.

»Gehst du zum Arzt für die Vorsorge?«

»Ja, ich gehe zum Arzt, gerade jetzt im Herbst habe ich das wieder gemacht. Meine Prostata lasse ich mir jährlich untersuchen. Zur Koloskopie gehe ich alle drei Jahre. Das große Blutbild lasse ich mir einmal im Jahr machen. Das mache ich schon, Früherkennung ist ein wesentlicher Bestandteil. Wenn es irgendwo zwickt, lasse ich mich durchchecken.«

Angst vor Krankheiten hat er nicht, hatte er auch nicht während der Pandemie. »Das war für mich gar kein Thema. Ich hatte in meinem ganzen Leben nie eine richtige Grippe, verkühlt bin ich schon hin und wieder mal, aber so richtig kenn ich es nicht. Also hatte ich auch keine Angst, ich habe ja Covid gehabt. Selbst wusste ich es gar nicht, erst als ich beim ORF zum Interview hinkam und getestet wurde, habe ich es erfahren. Ich glaube, dass ich mit einem relativ guten Immunsystem ausgestattet bin.«

Langsam wird es Zeit fürs Abendessen. Von unten aus der Küche weht ein Bratenduft herauf. Heute kommen die Töchter einen Sprung vorbei.

Die Familie ist ein starkes Team. »Ich glaube, wenn man griesgrämig ist und vereinsamt, weil man mit niemandem reden kann, dann wird man auch ein verbitterter alter Mensch, der für nichts mehr offen ist und nur seine eigene Meinung gelten lässt. Du musst mit der Gemeinschaft, mit den Kindern als älterer Mensch wachsen.«

»Deiner Meinung nach: Reicht es nicht, eine Ärztin zu heiraten, um gesund zu bleiben? Ist das zu wenig?«

»Ja, das ist zu wenig. Sie kann die Vorsorge, aber nicht alles machen.«

»Das heißt: Man muss schon selber drauf schauen?«

»Ich glaube, man darf einfach keine Angst haben vor dem, was kommt. Wenn man zögert und passiv unterwegs ist, passiert was. Ich lege das wieder auf das Skifahren um: Wenn ich in Kitzbühel runterfahre, muss ich aktiv fahren. Ich muss den Ski fahren und nicht der Ski mich. Wenn ich hinten passiv draufsitze, bin ich Passagier. Du musst der Fahrer sein und das Tempo vorgeben. Auch in Bezug auf die Gesundheit. Es gibt viele Leute, die nicht zum Arzt gehen, weil sie Angst haben, dass sie etwas Negatives erfahren. Das ist Blödsinn, denn je früher man es erfährt, desto besser ist es.« Wahre Worte vom Altmeister gewachster Weisheiten.

»Es gibt eine Werbung der Ärztekammer, die sagt: Die Gesundheit beginnt beim Arzt.«

Er schüttelt den Kopf. »Die Gesundheit kommt von einem selbst – aus dem Herzen. Ich hatte zum Glück wenige Arztbesuche in meinem Leben. Ein wesentlicher Bestandteil ist meiner Meinung nach die Eigenverantwortung, du bist für dich selbst verantwortlich – für dein Tun. Du kannst nicht immer die Schuld bei anderen suchen. Deswegen ist der Sport eine gute Lehre, da lernt man so viel. Wenn ich im Starthaus wegfahre, bin ich für mich selbst verantwortlich und sonst niemand. Das muss man übernehmen, um ein glückliches Leben führen zu können. Das geht in der heutigen Zeit immer mehr verloren, weil man für alles einen Schuldigen finden will und für alles einen Trainer hat.«

»Blöd nur, wenn der Trainer die Pharmaindustrie ist.«

Franz Klammer schmunzelt und streckt die Hand aus.

»Schön, dass du da warst.«

»Danke dir.«

Draußen ist die Abendluft frisch und kühl. Der Himmel ein Gewölbe aus schwarzem Samt mit Zirkonsplittern darin. Es ist ganz still.

Dort oben im ersten Stock, hinter der Glaswand, wo das Licht brennt, zersäbelt ein Olympiasieger seinen Schweinsbraten mit Speckkraut und Semmelknödeln. Es muss nicht immer Dinner-Cancelling sein. Es darf auch schmecken, ohne schlechtes Gewissen.

*

Das nächste Beispiel für einen gesunden Lebensstil ist die 89-jährige Elisabeth aus dem oberen Murtal. Sie ist trotz ihres hohen Alters jung geblieben, geistig rege, körperlich fit, und sie erzählt aus ihrem Leben, wie wichtig es sei, es rechtzeitig so auszurichten, damit man später den Abend des Daseins auch noch genießen kann.

»Ich bin auf einem Bauernhof aufgewachsen. Wir haben sehr viel gearbeitet, waren deshalb auch ständig an der frischen Luft. Bei uns daheim hat es keine Wehwehchen, auch keine Tabletten gegeben. Da hat es immer geheißen: Man muss etwas aushalten, nicht sofort Tabletten nehmen. Bei uns hat es einen Kamillentee gegeben oder einen Lindenblütentee, wenn man krank war. Sonst nichts. Ich bin einfach gesund aufgewachsen. Und mit dem eigenen Garten. Hab eigentlich so weitergelebt. Ich bin ein 33er-Jahrgang. 1943 war ich zehn Jahre alt. Ich wollte gerne Lehrerin werden, das hätte drei Jahre lang eine Ausbildung bedeutet, das konnten mir meine Eltern aber nicht bezahlen.

Ich habe in meinem ganzen Leben eigentlich keine nennenswerte Krankheit gehabt. Nichts Besonderes. Ich glaub schon, dass ich gute Gene habe, meine Oma wurde 94, der Bruder 92. Und dann kommt es darauf an, wie man lebt. Also ich würde sagen, um jung oder fit zu bleiben, gibt es genau drei Möglichkeiten:

Punkt eins ist kaltes Wasser. Ich bin 1964 aus einem alten Bauernhaus in ein neu gebautes Haus umgezogen. Im neuen Haus war ich dauernd verkühlt. Dann habe ich damit begonnen, in der Früh kalt zu duschen. Das mache ich heute noch. Und das ist sehr viel wert.

Jetzt wissen wir, dass das gut ist fürs Immunsystem.

Punkt zwei sind gute Gedanken. Ich bin lustig aufgewachsen. Wir haben zu Hause sehr viel gesungen, ich habe Zither gespielt. Wir hatten im Bauernhof auch ein Gasthaus und haben hart gearbeitet, meistens 14 oder 15 Stunden am Tag. Uns ist der Schweiß zwar runtergeronnen, aber es ist immer der Schmäh gelaufen.

Punkt drei ist die Agilität. Ich war ja ein Kind in den 30er-Jahren, und da wurde viel geturnt. Auch bei uns am Land sind wir zusammengekommen und haben geturnt. Bewegung ist wichtig. Ich mache heute noch meinen Garten selber und putze eigenhändig meine Wohnung.

Vorsorgeuntersuchungen habe ich keine gemacht. Früher waren wir nicht bei der Krankenkasse gemeldet. Man hat dafür gar kein Geld gehabt. Später – ich habe erst in einem Hotel in Velden gearbeitet und später einen Betrieb übernommen –, da konnte ich mir eine Zusatzversicherung leisten. Dann ging ich einmal im Jahr zu einer Ärztin nach Treibach und ließ mich untersuchen.

1972 lernte ich dann wieder jemanden kennen, fünf Jahre später haben wir geheiratet. Ich bin für mein Leben gern Ski gefahren und da habe ich den richtigen Mann erwischt, weil er auch gerne auf den Brettln gestanden ist. Ich bin bis 80 auf den

Skiern gestanden und habe mir immer zwischendurch meine Beine kontrollieren lassen, damit ich mir nicht leicht den Fuß breche.

Unser Restaurant war sehr erfolgreich. Wir haben ein bisschen anders gekocht als die anderen Gasthäuser hier. Zu uns sind weniger die Einheimischen, sondern mehr die Leute von rundherum gekommen. Samstags haben wir nie länger als drei Stunden geschlafen. Wir hatten auch die erste Disco-Anlage. Zum Tanzen habe ich selber keine Zeit gehabt.

Dann habe ich einmal Antibiotika verschrieben bekommen und überhaupt nicht vertragen. Ich glaube, das war, weil ich eben nie etwas genommen habe. Ich bin auch nicht geimpft. Alle in meiner Familie haben Corona bekommen. Nur ich nicht. Mein Mann nahm jeden Tag Tabletten. Ich habe ein gewisses Phlegma und habe nie geschaut, welche Tabletten das waren. Er hat in der Früh welche genommen und am Abend. Und er hat ein Karzinom bekommen. Als er vor zwei Jahren gestorben ist, hab ich mir gedacht: So, jetzt könnte ich Krebs kriegen. Ich glaube, das merkt man, wenn man Krebs kriegt. Das ist ein innerlicher Tod. Das spürt man. Ich habe mir gedacht, wenn ich mich jetzt nicht bald ändere, dann kriege ich Krebs.

Schon als junges Mädchen habe ich mir gedacht: Irgendetwas habe ich in mir. Wir waren auf dem Feld, und auf einmal hat mich ein Glücksgefühl durchströmt. Das war so gut. Und das hat mich mein ganzes Leben lang begleitet. Als mein Mann gestorben ist, war es aber weg. Ich dachte mir: Das muss wiederkommen. Ich habe es ja in mir. Ich habe versucht, danach zu forschen, immer andere Gedanken, also anders zu denken. Vorausdenken, nicht zurück.

Und es ist wiederkommen. Es ist wieder da, aber nicht mehr so intensiv. Ich bin ein sehr gläubiger Mensch, nicht unbedingt katholisch. Also, die katholischen Sachen nehme ich als Tradition, die gepflegt sein soll, weil sie auch sehr schön ist. Mit meinen Enkelkindern gehe ich gerne bei uns in die Kirche.

Nächstes Jahr werde ich 90. Ich gehe auch nicht mehr zur Gesundenuntersuchung, will eigentlich an Altersschwäche sterben. Jeder sagt: Du wirst ja hundert. Ich will nicht die Hundert erreichen. Ich will nicht so werden, dass ich mich nicht mehr selbst waschen kann. Ich will das Leben auch nicht verlängern. Es ist gut so.

Wenn mich heute junge Leute fragen, wie man in meinem Alter noch fröhlich und gesund sein kann, sage ich: Also erstens einmal, man soll sich nicht dauernd ärgern. Mein Mann hat sich auch immer so schnell aufgeregt wegen jeder Kleinigkeit. Der hat sich geärgert, wenn jemand zu schnell vorbeigefahren ist. Nicht kleinlich sein, niemanden hassen, niemanden beleidigen, die Menschen lieben, so wie sie sind. Es gibt schon Menschen, die man nicht unbedingt sympathisch findet. Denen kann man ja ausweichen.

Die Lebenseinstellung ist wichtig. Man soll die Welt sehen, wie schön sie ist, das Positive in den Vordergrund schieben. Auch in düsteren Zeiten gibt es irgendwo einen erhellenden Gedanken.

Und in den Körper hineinhorchen. Der Körper sagt selber schon so viel. Manche Sachen gehen nicht. Dann muss man lernen nachzugeben. Die Fröhlichkeit und der Humor spielen eine große Rolle.

Meine Kinder besuchen mich oft. Meine Schwester ist zehn Jahre jünger und fragt mich immer: Wie machst du das alles?

Zu Mittag mache ich immer mein Mittagsschlaferl – also einfach bewusst leben.

Und ein gewisses Phlegma habe ich mir selbst gegenüber auch. Ich gehe nicht oft zur Frau Doktor, denke mir lieber: Das wird schon wieder werden. Wenn mir was weh tut, nehme ich mein Radl und fahr eine Runde.

Mein Mann hat Zucker gehabt. Da habe ich zu ihm gesagt: Fahren wir eine Runde mit dem Radl. Dann war der Zucker weg. Ich habe letztens einen hohen Blutdruck gehabt und bin eine Runde mit dem Radl gefahren. Der Blutdruck ist wieder in Ordnung. Also geht der Blutdruck runter durch Bewegung. Bewegung, Bewegung, Bewegung!«

Wie recht Sie doch haben, Elisabeth.

*

Ausflug nach Wien-Hietzing, Hausbesuch bei einer Profitänzerin. Im Hintergrund läuft etwas Kubanisches. Buena Vista Social Club, nur ohne Zigarren.

Roswitha Wieland, 40, mehrfache Staatsmeisterin in den lateinamerikanischen Tänzen und neunmal Teilnehmerin bei Dancing Stars. Die Frau ist ein Energiebündel. Jogginghose und Hoodie statt Paillettenkleid und Hochsteckfrisur. »Ich bin die Rosi«, sagt sie und strahlt, wie man das sonst nur von Flutlichtanlagen kennt. Nach ihrer aktiven Zeit hat sie das Turnierparkett verlassen und arbeitet heute als Gesundheitstherapeutin und Kinesiologin.

Alles an ihr wirkt ausbalanciert. Rosi bietet einen Tee an, den sie in der Steiermark selbst produziert. »Der ist gut fürs Immunsystem und der da reinigt die Leber.«

Die Frau weiß, wie man sich fit hält, kein Thema. Fragen wir sie einfach, was sie von Vorsorge hält.

Gesund in die Zukunft. Was bedeutet das für dich?

Roswitha Wieland: Gesundheit ist für mich wirklich das Wichtigste. Man kann Geld haben ohne Ende, aber ohne sie verliert alles an Bedeutung.

Wann ist man gesund?

Wenn ich mich gesund fühle. Das ist erstens einmal das grundsätzliche Wohlbefinden und zweitens, wenn natürlich die ärztlichen Befunde tipptopp sind. Das ist – Gott sei Dank – bei mir auch der Fall. Also ich mache beides. Ich gehe zu meinen Ärzten und ich mache Komplementärmedizin, weil ich mich dann einfach besser fühle. Und ich glaube, der Kopf ist da immer ganz wichtig. Die Einstellung zum Leben. Das große Ja.

Gäbe es Gesetze für die Vorsorge eines Menschen, wie würden sie lauten? Wie lauten deine?
Ich sage immer: Vorsicht ist besser als Nachsicht. Eine Gesunden-Untersuchung finde ich grundsätzlich wichtig. Das habe ich immer schon alle zwei Jahre gemacht. Gewisse Untersuchungen passen mir nicht, aber da muss man halt durch. Und es gibt einem ein gutes Gefühl, wenn alles passt. Ich finde es auch gut, dass das von der Krankenkasse angeboten wird. Ein Normalsterblicher kann sich solche Privat-Arzttermine nicht immer leisten.

Gehst du zu Wahlärzten, wenn du sagst, du machst auch Komplementärmedizin?
Ich schaue schon, wo es auf Kasse geht. Manche Untersuchungen sind unerschwinglich und deswegen fühle ich mich auch bei meiner Ärztin in der Steiermark gut aufgehoben. Die kennt sich in allen Bereichen aus, von homöopathisch bis zur Chirurgie.

Was macht sie homöopathisch mit dir?
Kennengelernt habe ich sie erst 2021. Ich bin nicht so der Herumsitzer und hatte mir gedacht: Jetzt ist Lockdown, jetzt könnte ich ein paar Ausbildungen machen. 21 waren dann doch zu viel für mich. Bei einem Experten-Vortrag, den sie gehalten hat, bin ich umgekippt und ihr quasi in die Arme gefallen. Kreislaufprobleme und schon eine Tendenz zum Burnout. Kreislauftropfen hat sie mir gegeben. Das hat bei mir gepasst.

Und dann war wieder alles gut?
Ich habe erstmal eine Mischung bekommen. Anfangs haben wir eigentlich nur homöopathisch gearbeitet, bis ich dann etwas mit der Haut hatte. Das haben wir dann mit Schulmedizin wieder hingekriegt.

Wie hast du Vorsorge als Spitzensportlerin gesehen? War das mit 20 Jahren für dich schon ein Thema?
Also mit 20 war mir alles wurscht. Ich habe auch vielleicht deswegen nie etwas gehabt. 2018 konnte ich von einem Tag auf den anderen überhaupt nicht mehr gehen. Das war während einer Dancing-Stars-Staffel. Ich wollte nicht abbrechen, das ist nicht mein Stil, aber ich konnte nicht mehr auftreten. Dann bin ich jede Woche zum Orthopäden, vier, fünf Spritzen. Er meinte: So wird das nicht weitergehen. Wir müssen schauen, was die Ursache ist. Beim MRT war nichts. Dann haben wir komplementärmedizinisch anfangen. Ich bin zum Kinesiologen gegangen.

Und was hat man dort gemacht?
Einfach eine energetische Behandlung. Sie haben gemeint, das ist alles emotional bei mir. Damals war die Zeit, als sie mir Stefan Petzner als Tanzpartner umgehängt haben. Da haben meine Füße ausgelassen. Und ich habe auch dieses grelle Scheinwerferlicht auf mich nicht ausgehalten.

Inwieweit haben sich Corona und die Lockdowns auf deine Psyche ausgewirkt?
Ich bin Profitänzerin gewesen. Mein Leben war immer das Tanzen. Und von einem Tag auf den anderen ist das nicht mehr gegangen. Vielleicht hätte ich irgendwie Privatstunden und Privatkurse checken können. Aber ich wollte gar nicht raus. Und dann habe ich den Lockdown genutzt, um Weiterbildungen zu machen.

Mut zur Veränderung und zur Weiterbildung, Weiterentwicklung muss auch sein. Das ist ein Konzept der Prävention.

Das war für mich ein Zeichen, diese Ausbildungen wollte ich schon immer machen.

Was ist Kinesiologie für dich?

Mit den Leuten, die zu mir kommen, mache ich so eine bunte Mischung. Ich schaue mir mal die Person an, dann müssen wir mal kurz reden, und dann mache ich eine eigene Therapie, zum Beispiel eine Lichttherapie oder ein Entgiftungsprogramm.

Vor Kurzem hast du deinen Vierziger gefeiert. Wie bereitest du dich auf das nächste Jahrzehnt vor?

Bei mir kann man nie so genau wissen, was als nächstes kommt. Aber ich habe grundsätzlich immer einen Plan. Dann geht der aber oft nicht so auf, wie wie ich mir das vorstelle. Dann denke ich mir, dann war das nicht das Richtige. Aber in den nächsten Jahren und im nächsten Jahrzehnt will ich schon noch was auf die Beine stellen. Etwas Unerwartetes, ein Buch zum Beispiel. Schreiben heilt präventiv, hab ich mir sagen lassen.

Sehr gut. Kreativität ist ein ganz wichtiger Part für Selbstheilung, für Geistesbildung. Es gibt so viele, die sagen, sie seien nicht kreativ, das stimmt nicht. Jeder Mensch kann kreativ sein.

Aber die meisten trauen sich dann so etwas nicht zu. Das ist das Problem. Ich habe auch nicht gewusst, dass ich Hunde malen kann. Aber ich hab's halt einmal probiert.

Die Frage ist eben, wie vernünftig ist es, im Jetzt auf die Gesundheit zu schauen, um später davon profitieren zu können: Du machst Gesunden-Untersuchungen, du bewegst dich nach wie vor. Bist du viel in der Natur?

Dafür nehme ich mir selbst mittlerweile die Zeit. Ich schlafe irgendwie so komisch und so schlecht und bin gefragt worden: Wo schläfst du gut? Ich habe gesagt: am Meer. Aber ich merke schon, wenn ich im Wald bin, in der Natur, dann geht es mir super.

Wie schaut es mit Ernährung aus? Was isst du am liebsten?
Also das wechselt ständig. Aber ich gehe hin und wieder auch gerne zu McDonald's. Es kommt auf die Mischung an. Es gibt ja Leute, die sind auf Diät, essen strikt kein Fleisch und keinen Fisch, aber sie fühlen sich nicht gut damit. Andere machen die Erdäpfel-Diät und essen nur Erdäpfel. Und ich denke mir, das kann man alles irgendwie lösen, damit man sich auch wohlfühlt. Denn das Essen sollte ein Genussmittel sein.

Es hat viele exogene Schocks gegeben, die Pandemie und Inflation, Teuerung, Krieg oder Klimakrise. Ist es heute vielleicht besser, so zu leben, als gäbe es kein Morgen?
Nein, ich denke mir, man muss schon grundsätzlich vorsichtig sein. Genau von diesen Themen bekommen viele Leute Angst. Und Angst macht psychisch krank. Ich denke mir, wir Erwachsenen kriegen das schon hin. Aber die Kinder und Jugendlichen? Die Jugendpsychiatrien sind voll. Um ihnen diese Ängste zu nehmen, muss schulmedizinisch oder sonst wie dringend etwas gemacht werden. Da gibt es sehr viel Aufholbedarf.

Die Jugendkriminalität ist momentan auch hoch. Und ich denke, dass aufgrund der letzten Jahre vor allem die Jugend einen psychischen Knacks erlitten hat.

Also nicht nur die Gesundheit, auch die Psychohygiene beginnt eigentlich schon im Kindesalter?
Die vergangenen Jahre waren Ausnahmejahre. Aber das nächste Mal müssen wir besser vorbereitet sein.

Was bedeutet Achtsamkeit für dich?
 Ich selbst muss mir am wichtigsten sein. So fängt das mit der Achtsamkeit an. Wenn das mir gelungen ist – ich habe mich jahrelang damit geplagt –, dann kann ich es auch anderen vermitteln. Man muss immer schauen, dass es einem selbst gutgeht, bevor man schaut, dass es allen anderen gutgeht.

Es gibt kein allgemeines Rezept für Vorsorge, es gibt die Pfeiler Sport, Bewegung, Ernährung, Schlaf und es gibt Stressminderung und dann noch alle möglichen anderen Dinge. Aber das ist für jeden anders. Was passt deinem Körper?
 Gerade in Zeiten wie diesen ist das schon gut mit dem Hier und Jetzt. Aber ich denke, unter normalen Umständen sollte man unbedingt auf diese Punkte schauen. Das wäre der Idealzustand. Ich habe das bis jetzt noch nicht ganz geschafft. Nur beim Yoga, als ich das unterrichtet habe.

Wann ist man heute psychisch gesund?
 Depressionen fangen an, wenn du schlecht schläfst. Das ist das erste Anzeichen. Der schlechte Schlaf kann viele Ursachen haben. Bei Frauen kann es auch die Menopause sein.

Was hältst du von Selbstdiagnosen und Dr. Google?
 Da muss man höllisch aufpassen.

In der Diagnostik ist die KI unterstützend. Es macht einen riesigen Unterschied, ob ein Arzt 300 Patienten aus seiner Erfahrung vergleicht oder die KI 300 Millionen… Welchen Arzt bevorzugst du?
 Ich gehe gern zum Zahnarzt, nicht gerne zum Frauenarzt. Aber wenn ich muss, dann muss ich. Bei meiner Ärztin sage ich, mich zwickt der Bauch, und schon schickt sie mich überall hin.

Die Schulmedizin wird natürlich bleiben. Manche befürchten nur, dass sie sich durch die Digitalisierung komplett verändern wird. Wo siehst du heute die Gefahren?
In der Versorgung. Die Leute kriegen Angst. Und in der Medienberichterstattung muss man sehr aufpassen. Wenn in der Zeitung zu lesen ist, dass es keine Schmerzmittel mehr gibt, was passiert dann? Dann laufen viele gesunde Menschen in die Apotheke und hamstern, weil irgendwann der Mensch vielleicht doch irgendwelche Schmerzen kriegt. Und die Schmerzmittel gehen noch viel früher aus, als befürchtet. Dann sollte man so etwas einfach nicht schreiben.

Welche drei Übungen kannst du empfehlen, die du in deinen Alltag integriert hast?
Bier, Schnaps und Wein? Aber im Ernst: Für Bewegung muss man sich wirklich Zeit nehmen. Es reicht auch eine Stunde spazieren gehen am Tag. Dann natürlich ein gesunder Schlaf. Daran muss ich noch arbeiten. Und sehr wichtig für mich sind Meditation und Entspannungsübungen. Das mache ich momentan in der Früh. Es gibt mir das Gefühl, dass ich geerdet bin, dass ich mich sammle.

Wie machst du das?
Ich höre am liebsten Naturgeräusche. Das bringt mich runter. Auch leichte Klaviermusik ist super. Früher, als ich noch aktiv getanzt habe, mit 25, habe ich das schon gemacht. Und draußen bin ich natürlich am liebsten. Einmal habe ich auf YouTube eine Meditation ausprobiert: Geräusche aus dem Regenwald. Das ist gut, habe ich mir gedacht. Kurz vorm Schlafengehen. Das hat ganz ruhig angefangen, dann war da auf einmal ein Donner. Ich bin danach wieder drei Stunden wach im Bett gelegen, weil ich mich so geschreckt habe. Da mache ich lieber das Fenster auf und horche hinaus.

Hast du Meditationsapps?
Nein. Aber eine Playlist habe ich zusammengestellt. Es ist wichtig, dass man vor dem Schlafengehen einen Rhythmus findet.

Schaust du auch bei anderen, wie sie Vorsorge betreiben?
Durch meine aktive Tanzkarriere im Fernsehen habe ich zehn Jahre lang Dancer Against Cancer ehrenamtlich unterstützt. Und dabei habe ich auch kennengelernt, wie es ist, wenn man Krebs hat. Krebs müsste viel früher erkannt werden.

Die Diagnostik hat sich schon verfeinert. Die Frage ist immer nur, was du abfragst. Wenn die Leute eine normale Gesundenuntersuchung machen, kriegst du immer dieselben Parameter.
Aber es gibt auch viele Leute, die sagen: Na, zum Arzt gehe ich überhaupt nicht. Den Leuten ist das einfach nicht wichtig.

Wann gehst du zum Arzt?
Meine Ärztin nimmt es sehr genau mit mir. Als ich leichte Magenschmerzen hatte, hat sie mich zum Ultraschall geschickt. Ich habe auch eine Magenspiegelung gemacht und zum Frauenarzt wollte ich nicht gehen, aber sie hat mich hingeschickt. Sie ist so streng.

Wie wichtig, glaubst du, ist Glaube oder Spiritualität in Bezug auf Vorsorge?
Glaube ist sehr wichtig. Das hat überhaupt nichts mit einer religiösen Ausrichtung zu tun. Es soll jeder für sich selbst finden, wie das für ihn persönlich passt. Ich schwöre auf das Universum. Du kannst dir sehr gut damit helfen, wenn du merkst, dass die Verbindung da ist. Da kann man sich das Leben schon gut richten. Im positiven Sinne.

Glaubst du, gute Gedanken reichen?
　Natürlich hat jeder auch negative. Was ich in den letzten paar Jahren gemerkt habe, ist, dass die Gedanken sehr wohl die Taten steuern. Am Abend habe ich ein kleines Ritual. Ich bedanke mich für den Tag, denn Dankbarkeit ist sehr wichtig. Wenn du was gibst, kriegst du es zurück.

Das Ritual ist bei dir jeden Tag gleich oder verschieden?
　Manchmal vergesse ich es auch. Ich mache das immer intuitiv, immer ein bissel anders, weil mir dann bald einmal fad wird. Am Abend vor dem Schlafengehen mache ich eine kleine Dankesrede. Darin kommt alles vor, was am Tag passiert ist. Es gibt natürlich auch Tage, an denen man denkt: Ja, bist du deppert! Dann finde ich schon etwas Nettes.

Kann der Mensch überhaupt vorsorgen oder ist alles vorherbestimmt? Quasi Individualismus gegen Determinismus.
　Gesundheitliche, schulmedizinische Vorsorge – natürlich. Aber ich bin auch der Überzeugung, dass es einen Seelenplan gibt. Und da ist es wichtig, dass die Leute bewusster werden. Wenn du das raushast, was da oben gemeint ist, wirst du geführt. Nur, den Leuten ist es nicht bewusst, dass es etwas Größeres gibt. Das finde ich schade. Ich rede jetzt nicht von einem Gott speziell, das Universum gibt es. Jeder muss seinen Weg finden.

Das ist ein Urvertrauen, das dahintersteckt, du musst dich auch mit dir beschäftigen. Und es muss gelingen. Das ist Vorsorge in spiritueller Reinkultur.
　Dann mach ich das eigentlich richtig. Puh.

Ist Liebe wichtiger als jede Medizin?
　Ich glaube schon. Wenn ich jetzt nur an Kleinkinder denke. Ein wohlbehütetes Elternhaus ist, vor allem in Zeiten wie diesen, Goldes wert.

Wie denkst du über den Klimawandel? Glaubst du, dass die Menschheit auf ihr Ende zusteuert?
Ich bin immer schon Realist gewesen. Bis jetzt ist alles irgendwie bergab gegangen, aber dann muss man es doch schaffen, dass man diese Negativspirale aufhält. Allein hat man es schwer, aber es gibt – Gott sei Dank – viele, die jetzt schon gleich denken. Ich bin sehr naturverbunden. Aber man soll nicht bei uns anfangen im schönen Österreich, das Land der Berge und Seen. Es gibt Kreuzfahrtschiffe, die das Meer verpesten. Es gibt China und Indien. Wer das relativiert, wird sofort als Verschwörungstheoretiker und Klimamörder hingestellt.

Kann jeder einzelne Mensch etwas tun, um die Welt ein bisschen besser zu machen?
Allein können wir nichts ausrichten. Aber wir können zumindest einmal bei uns selbst anfangen.

Ärztlicher Rat: So ist es.

Kapitel 2
Prävention, was ist das eigentlich?
Wie macht man das?
Und was bringt uns schneller um?

Es scheitert nicht daran, dass wir nicht wüssten, wie es geht. Vorsorge ist kein Mirakel. Man braucht dazu kein Studium, man braucht nur mehr Bewegung, mehr Schlaf, gesundes Essen und keinen Stress. Das war's. Mehr braucht man nicht zu wissen.

Man müsste es nur tun.

Die Aussichten wären großartig. Wir würden ein langes Leben führen, in dem uns nicht allzu viel weh täte. Wir könnten dieses Leben mit unseren Wünschen füllen und uns damit beschäftigen, sie zu erfüllen. Wir könnten also das Leben nach unseren Vorstellungen gestalten. Wir könnten uns wohlfühlen, bis ins hohe Alter, das wir erhobenen Hauptes auf unseren eigenen zwei Beinen erreichen. Schön, nicht?

Das Tor in diese Zukunft steht weit offen. Bewacht wird es nur von unseren Schweinehunden, die unwirtlich knurren, wenn wir es durchschreiten wollen. Dann drehen wir reumütig, aber mit einer schillernden Schweißperle der Erleichterung auf der Stirn um und hinken weiter hinter unseren Möglichkeiten her.

Man muss es akzeptieren, einfach geht es offenbar nicht. Das liegt in der Natur des Menschen, auch wenn er immer wieder das Gegenteil behauptet. Machen wir es also etwas komplizierter. Lassen wir das Ganze ein bisschen gewichtiger klingen. Etwa so wie es das Bundesministerium für Gesundheit macht, wenn es Vorsorge definiert. Dort heißt das übrigens Prävention, und es bedeutet Folgendes:

»Prävention ist im Gesundheitswesen ein Oberbegriff für zielgerichtete Maßnahmen und Aktivitäten, um Krankheiten oder gesundheitliche Schädigungen zu vermeiden, das Risiko der Erkrankung zu verringern oder ihr Auftreten zu verzögern. Präventive Maßnahmen lassen sich nach dem Zeitpunkt, zu dem sie eingesetzt werden, der primären, der sekundären oder der tertiären Prävention zuordnen. Des Weiteren lassen sich präventive Maßnahmen im Hinblick darauf unterscheiden, ob sie am individuellen Verhalten (Verhaltensprävention) oder an den Lebensverhältnissen ansetzen (Verhältnisprävention).«

Naja, Motivationstext ist das keiner. Lesen wir weiter.

»Die primäre Prävention zielt darauf ab, die Entstehung von Krankheiten zu verhindern. Die sekundäre Prävention ist auf die Früherkennung von Krankheiten gerichtet. Erkrankungen sollen zu einem möglichst frühen Zeitpunkt erkannt werden, um so eine frühzeitige Therapie einleiten zu können. Eine eindeutige Abgrenzung von primärer und sekundärer Prävention ist nicht immer möglich.«

Ein Mensch, der jetzt aufspringt und sein Leben ändert, kommt in der modernen Medizin nicht vor. Was an sich noch nichts ausmacht, denn Medizin ist ja gerade das, was man mit Prävention gern vermeiden würde, insbesondere unsere Reparaturmedizin. Wir wollen vorher dafür sorgen, dass wir nachher keinen Doktor brauchen. Vorsorge beginnt nicht beim Arzt oder bei der Ärztin. Sie erinnern sich? Vielleicht hilft die Frage, worauf wir es eigentlich abgesehen haben im Leben.

Die meisten von uns tun sich mit der Antwort nicht schwer, es geht um ein langes Leben, und zwar ein möglichst gutes. Das ist unser aller Ziel, wobei mit lang nicht bei jedem und jeder von uns dasselbe gemeint ist. Es muss nicht bei allen der Bürgermeister vor der Tür stehen, der uns zum 90er gratuliert, aber die leidenschaftliche 27, mit der so viele Musiker sterben, und die magische 33, die Christus nicht überlebt hat, schweben doch auch nur einigen von uns vor.

Wie wir zu unserem langen Leben kommen könnten, ist ein Plan, den kaum jemand zu früh entwirft. In jungen Jahren erscheint uns das Alter zu einem Zeitpunkt einzutreten, der in unseren späten Jahren dann wieder als jung gilt. Alles relativ. Es ist auch nicht so, dass wir gar nichts tun in den vier entscheidenden Bereichen, allerdings tun wir es nicht unbedingt aus vorsorglichen Gründen.

In Sachen Bewegung bewegt sich einiges. Viele von uns laufen, wenn auch die Zielgerade, die sie dabei im Blick haben, selten das Ende des gesamten Rennens ist. Das ist vom Nebel der letzten Tage im Winter des Lebens verborgen, und das ist auch gut so. Davor gibt es noch einen Haufen anderer Etappen, deren Ziele sich mehr oder weniger ähneln: schön sein, cool sein, fit sein, dynamisch, erfolgreich und nur ja nicht dick. So steht es zumindest in den sozialen Medien.

Wir versuchen auch, uns bewusst zu ernähren. Manchen gelingt das, die Mehrheit mäandert zwischen vegan und Fastfood durch das Angebot der Lebensmittelindustrie. Das Ziel ist auch in diesem Fall noch nicht eindeutig die Idee der Vorsorge, die schließlich darauf abzielt, die späteren Kilometer ohne Magendrücken, Reizdarm und Schlimmeres zu bewältigen. Wer denkt mit dreißig schon daran, was ihn mit siebzig alles zwicken wird?

Schlaf und Stress haben ihre eigenen Dynamiken. Es gibt Zeiten im Leben, da ist es gar nicht so schicklich, keinen Stress zu haben, und der Schlaf nimmt, was dabei übrigbleibt. Viele der Jüngeren unter uns denken da zum Teil schon ganz anders als die leistungsgetriebenen Babyboomer, die sich derzeit scharenweise in den Ruhestand zurückziehen. Stress haben die nachfolgenden Generationen eher mit dem Klimawandel, den Arbeitsstress meistern sie anders als die Älteren. Der andere Teil dieser Altersgruppen kämpft eher weniger mit dem guten Leben als mit dem finanziellen Überleben und ist damit so gestresst wie eh und je.

Vorsorge ist jedenfalls kein großes Thema in jungen Jahren. So richtig zu überlegen beginnen wir erst, wenn irgendwas nicht mehr ganz stimmt. Erst wenn etwas weg ist, bemerkt man, dass einem etwas fehlt. Und das kann alles Mögliche sein: Gesundheit, Freude, Kraft, Spirit. Mitunter kommt auch etwas dazu, von dem man nicht sagen würde, es hätte einem gefehlt. Ein Wehwehchen, ausgewachsene Schmerzen, Depression, Angst. Ja, dann geht's los, dann kommen wir ins Grübeln. Dann kommt vielleicht etwas in Gang.

Der Körper tut dazu, was er kann. Er keucht, wenn er mehr Kondition braucht; beißt ins Knie, wenn er die Stiegen nicht mehr so schnell hinaufkann; fährt ins Kreuz, wenn es an Haltung fehlt; spannt in der Schulter, wenn er zu viel zu tragen hat; schneidet durch den Darm, wenn er nicht mehr alles verdauen kann; brennt im Magen, wenn dort zu viel liegen bleibt; tobt im Kopf, wenn man denken soll; pocht in der Brust, wenn man sich ein Herz für sich selbst nehmen soll. Des Körpers Pech ist nur, dass wir verlernt haben, auf ihn zu hören.

Es braucht schon mehr als ein erstes Zwicken, damit wir auf uns schauen. Oft werden wir erst dann ein bisschen nachdenklich, wenn wir fast schon anfangen zu vergessen, wozu. Wobei ein bisschen nachdenklich nicht heißt, dass wir sofort den Motor anwerfen.

Ausreden sind ein Spezialgebiet des Menschen. Das beherrschen die meisten von uns wirklich gut. Kleine Kostprobe? »Ich kann heute leider nicht mit euch wandern gehen, weil am Schneeberg hab ich als Kind einmal einen Gurkensalat gegessen, von dem mir so schlecht geworden ist, dass ich da nie wieder hinauf will. Aber wenn ihr mal woanders hingeht, bin ich sofort dabei.«

Dasselbe im Wissensbereich Ernährung: »Ich hab heute in der Kantine von den Pommes meines Kollegen genascht, eh nur eines, ein ganz kleines, aber seitdem krieg ich den Geschmack nicht mehr aus dem Sinn und hab einen Riesengusto auf einen Burger, und vorhin hab ich mir gedacht, ich gönn ihn mir auch, weil ich jetzt sicher seit mindestens zwei Jahren nicht beim Mäcki war, und heute nach den Pommes ist es eh schon wurscht.«

Der Lieblingssatz der Österreicher, um sich um Vorsorgeuntersuchungen herumzuschummeln, ist: »Ich lass mich lieber nicht anschauen, weil dann stellen sie fest, dass ich was habe, und, ganz ehrlich, will ich das wissen?«

Und dann gibt es genau das Gegenteil. Die Leute, die von Anfang an übers Ziel hinausschießen, egal womit. Sie tun mehr, als sie müssen, um später weniger zu leiden, als sie sollen. Training ist ihr Leben, selbst wenn sie keine Profisportler sind. Auch nicht ideal, wenn man sich ihre Herzen, Gefäße oder Wirbelsäulen anschaut und wie kaputt Rücken, Knie oder Schultern sind.

Andere ernähren sich vorbildlich ausgewogen, vertun sich aber in der Menge. Auch unter gesundem Essen können sich Tische biegen. Oder sie kaufen zwar nur feines Biogemüse und Obst, bereiten die Mahlzeiten aber nicht richtig zu und haben damit nichts von den Benefits, die das Essen ihnen bieten könnte.

Geschummelt wird auf dem Gebiet vor allem in die eigene Tasche. Denn natürlich ist ein veganer Burger bei McDonalds noch immer ein Burger mit seinen schlechten Fetten, die die Blutgefäße verstopfen und zu Problemen mit Herz und Kreislauf führen.

Schaut man sich im eigenen Vorgarten der kleinen Lügen um, wird sich vermutlich jeder irgendwo wiederfinden. Selbst die Aufrechtesten unter uns knicken hie und da ein. Und das hat einen zutiefst menschlichen Grund. Gewohnheiten ändert man nicht von heute auf morgen.

Dazu gehören Konzentration, Konsequenz und Zeit, und selbst dann hat der Schweinehund immer noch verdammt gute Aussichten auf den Sieg.

Man fragt sich, was da falsch läuft. Wer hat diese elenden Hürden, die uns den Weg in ein langes, gesundes Leben erschweren, eigentlich aufgestellt? Wer hat ein Interesse daran, uns am fröhlichen Altwerden zu hindern?

Die Antwort kennt die Psychologie: Wir sind es selbst. Unsere Gesellschaft basiert immer mehr auf *short term gratification* Kurzzeitige Belohnungen sind das Maß aller Dinge. Ich will, und das bar und sofort. Ich mache jetzt etwas und werde in der Sekunde dafür belohnt. Nicht später, nicht vielleicht einmal – jetzt.

Deshalb funktioniert das mit der Vorsorge auch so schleppend. Denn die Belohnung dafür ist nicht – jetzt. Sie kommt auch nicht bloß ein bisschen später. Sie wirkt erst am Schluss so richtig. Kontinuierlich und zeitgerecht auf die eigene künftige Gesundheit zu schauen, braucht einen langen Atem.

Leider sind wir derartige Zeitspannen nicht mehr gewöhnt. Wir sind auf Glückshormone eingestellt, die stante pede ausgeschüttet werden. Etwa wenn wir Bilder auf Instagram anschauen, auf Tinder unsere Matches suchen oder uns auf YouTube oder TikTok Videos reinziehen. Die sind mittlerweile kürzer als ein Song.

Apropos Songlängen, dazu gibt es eine aufschlussreiche Studie. In den 1980er-Jahren konnte man sich im Durchschnitt drei oder bis zu drei Minuten vierzig in eine Nummer hineinkippen lassen. So lang dauerte traditionell eine Vinyl-Single. Heute kommt ein Hit gerade einmal auf eine Minute 40, höchstens zwei. Der Musikmarkt folgt dabei nur den Bedürfnissen: Mit längeren Liedern sind wir mittlerweile überfordert. Her mit dem Song und dann schnell weiter, so geht das heute.

Interessant dabei ist, dass das Hirn Belohnungen ebenso schnell wieder abbaut, wie es sie fordert. Bei den vielen starken Signalen, denen wir permanent ausgesetzt sind, ist das gar nicht anders möglich. Unzählige Bilder und Geräusche prasseln auf unsere Sinnesorgane ein. Jede Werbung will auffallen. Auf die Art wird das Gehirn darauf trainiert, sehr schnell nach neuen Belohnungen zu suchen. Belohnungen, die lange gekaut werden müssen, können wir gar nicht mehr genießen. Visualisiert man diesen Vorgang in einer Kurve, erreichte er damals früher die Spitze, um dann langsam wieder abzufallen.

Heute treibt uns eine Spitze nach der anderen vor sich her. Das Gehirn hat sich dem angepasst, indem es diese Belohnung, also das Glückgefühl, schnell wieder abbaut, um für das nächste gerüstet zu sein.

Tinder ist ein gutes Beispiel dafür. Die App basiert darauf, mittels Belohnungssystems der Menschen eine Bindung aufzubauen. Schon nach kurzer Zeit führt allein die Fingerbewegung des Wischens, mit der man vom Foto einer potenziellen Bekanntschaft zum nächsten wechselt, zur Ausschüttung der Glückshormone. Die Belohnung stellt sich also völlig unabhängig davon ein, ob ein Partner oder eine Partnerin gefunden wird, was komplett absurd ist. Das Ziel wird nicht erreicht, die Belohnung gibt's trotzdem.

Dahinter stecken gute Psychologen und gute Software-Developer, die das Prinzip zur Perfektion gebracht haben. Es ist eine Gehirnwäsche auf eigenes Betreiben. Denn immer, wenn man die App nützt, trainiert man sein Gehirn auf Dopamin-Ausstöße, und mit jeder Welle der Glückshormone will man mehr davon. Das ist bei TikTok & Co. nicht anders. Das Gehirn wird von diesen Reizen abhängig wie von Kokain.

Die Generation der Digital Natives ist mit diesen Mechanismen aufgewachsen. Sie leben mit dem Handy in der Hand, jetzt und schnell. Und dann taucht dazwischen ein Begriff wie Gesundheitsprävention auf. Wisch und weg.

Aus Jugendlichen und Vorsorge wird nicht so schnell ein Duo werden können. Prävention ist uninteressant, wenn man in einem Körper steckt, in dem noch alles am Wachsen und Sprießen ist. Da will man eher ausloten, wozu der Körper eigentlich fähig ist. Die einen machen das mit Sport. Die anderen scheinen ausprobieren zu wollen, wie viel Ungesundes sie aushalten. Es gibt einige Studien, die besagen, dass bis 2030 weltweit schon jeder vierte und bald jeder dritte Mensch übergewichtig sein wird. Und da sind Länder wie Äthiopien mit eingerechnet. Der Mangel an Bewegung und der Überhang an Fastfood sind Selbstmord in Zeitlupe, und zwar global.

Die Idee, schon Kinder an die vier Säulen des gesunden Lebens heranzuführen, kommt da nicht von ungefähr. Es gibt Überlegungen, dass Lehrer die Funktion eines Ernährungsberaters übernehmen könnten. Bei allem, was der Schule sonst schon jetzt an Erziehungsarbeit zugeschoben wird, warum nicht? Was braucht man öfter: Wissen über gesundes Essen oder Differenzialgleichungen?

Denken wir es einmal durch.

Die Familie im 21. Jahrhundert ist ein komplexes Konstrukt. Die Zeiten, als alle zu Essenszeiten um einen Tisch herumsaßen, sind vorbei. Heutige Familien sind dezentralisiert, die Eltern beruflich gefordert und nicht immer anwesend, die Kinder teils in der wirklichen, teils in der virtuellen Welt. Auch wenn sie physisch da sind, sind sie über Computerbildschirme und Smartphone-Displays woanders. Die Rolle der Familie, die wir gewohnt sind, ist im Wandel. Gesunde Lebensgewohnheiten werden nicht mehr nur im Kreis der nächsten Verwandten aufgebaut und gelernt. Die Informationskanäle des Internets informieren nicht zwingend richtig. Lehrer haben großteils weder die Werkzeuge noch die Ausbildung, um die Familie zu ersetzen. Da wird noch viel zu tun sein, um Ernährung zum Lerngegenstand zu machen.

Jamie Oliver hat es vor ein paar Jahren versucht. Er wollte gesunde Ernährung ins britische Schulsystem einbauen und startete mit mehreren Schulen eine Pilotstudie. In Großbritannien ist warmes Essen in den Schulkantinen durchaus üblich. Dazu wurde den Kindern mit lustigen und pädagogisch sehr gut aufbereiteten Inhalten gesunde Ernährung auch im Unterricht nähergebracht. Nach zwei Monaten war das Programm praktisch gescheitert. Nicht an den Schulen oder den Lehrern, es waren die Schüler, die es kippten. Den Kindern schmeckte die gesunde Küche, die sie in der Schule vorgesetzt bekamen, derart gut, dass sie die Kost zu Hause verweigerten. Klar, kann man jetzt einwenden, kein Wunder, die Briten sind ja nicht gerade berühmt für ihr Essen. Naja, nicht ganz von der Hand zu weisen.

Die Eltern holten daheim das Essen aus der Tiefkühltruhe, weil sie von der Arbeit erschöpft waren. Das sind Eltern auch in Ländern mit besserer Küche. Es gibt auch nicht nur in London lange Fahrzeiten ins Büro und wieder heim, nach denen man sich ungern die Zeit nimmt, abends noch stundenlang zu kochen. Der Schulversuch war jedenfalls vom Tisch. Immerhin versprach der englische Gesundheitsminister damals, die Qualität des Essens in den Schulkantinen zu verbessern.

Legen wir es also etwas kleiner an. Zum Beispiel mit der guten alten Vorbildwirkung. Kinder nehmen Gewohnheiten an, indem sie etwas nachmachen. Die Chance, dass sie sich bewegen, ist größer, wenn sich die Eltern bewegen. Beim Essen ist das genauso. Stopfen sich die Eltern oft Burger hinein, ist es keine allzu schwierige Wahrscheinlichkeitsrechnung, dass die Kinder das auch tun werden. Seltsamerweise funktioniert der Nachahmungswille bei einem Apfel nicht ganz so simpel. Es könnte daran liegen, dass man sich über den Burger mit anderem Appetit stürzt als über den Apfel. Hat man das Glück, dass ein Freund der Kinder lieber Äpfel als Burger isst, ist man ernährungstechnisch einen ansehnlichen Hupfer weiter.

Ist jemand, der einen Apfel isst, cool, ist auch der Apfel cool.

Schafft man es, aus dem Nachgemachten eine Routine zu machen, ist die Übung gelungen. Dann hat man Chancen, dass sich die gesunden Gewohnheiten halten. Für den Rest des Lebens.

Irgendwann während dieses restlichen Lebens kann es trotz aller gesunden Gewohnheiten holprige Phasen geben. Zwei Fallbeispiele aus einem österreichischen Krankenhaus zeigen, wie die Realität aussieht.

Herr M. liegt im Spital. Den Blick auf das Fenster gerichtet, beobachtet er das Dahinziehen des Lebens unten auf der Straße. Nur wenige Meter von ihm entfernt schieben sich die Menschen wie fremde Schatten aus einer anderen Zeit an ihm vorbei. Niemand nimmt Notiz von dem geschlossenen Fenster mit dem halb zugezogenen Vorhang im zweiten Stock, niemand kann die Geschichte lesen, die Herr M. dort in Gedanken auf die Fensterscheiben geschrieben hat. Dabei war vor zwei Tagen die Welt noch völlig in Ordnung.

Herr M. ist 50 Jahre alt, verheiratet, hat zwei Kinder, ist im Familienunternehmen in einer Kleinstadt beschäftigt und durchaus erfolgreich. Er führte ein gesundes Leben. Ging zu allen Vorsorgeuntersuchungen, ließ sich impfen, ist Nichtraucher und trieb viel Sport. Vor zwei Tagen litt er plötzlich unter Atemnot, Herzrasen und Schwindel.

Sein Hausarzt wies ihn ins Krankenhaus ein. Diagnose: ausgeprägte Herzschwäche durch Erweiterung der Herzhöhlen und Herzmuskelschwäche.

Herr M. musste viele Untersuchungen über sich ergehen lassen. Röntgen, Ultraschall, Blutabnahmen, man setzte ihm einen Herzkatheter. Diese Koronarangiografie ergab keine Veränderungen der Herzkranzgefäße.

Dann die Visite heute Morgen. Empathisch, aber klar und direkt in der Aussage, eröffnet ihm die Kardiologin, dass man die akute Situation medikamentös gut beherrschen könne. Noch sei es aber zu früh, um über den weiteren Verlauf und die Prognose seiner Erkrankung zu sprechen. Jedenfalls werde es ein langwieriger Weg und er müsse sich darauf vorbereiten, auf die Herztransplantationsliste gesetzt zu werden.

Es kommt so beiläufig, so aus dem Nichts. Ein Satz, der die Vergangenheit von der Zukunft trennt wie ein Schwert mit scharfer Klinge. Herrn M. rätselte. Was hatte er falsch gemacht?

Im Nebenbett liegt Herr F. Er ist 62 Jahre alt, stark übergewichtig, hat viele Jahre geraucht, vor zwei Jahren aber aufgehört, weil er beim Stiegensteigen schon im ersten Stock seines Hauses kaum mehr Luft bekam. Auch er ist verheiratet, hat drei Kinder und ist erfolgreich. Er ist leitender Angestellter eines großen Konzerns, entsprechend hoch ist sein Stresslevel.

Vorsorgeuntersuchungen beim Hausarzt hat Herr F. teilweise absolviert. Spezielle Untersuchungen wie Koloskopie oder Gastroskopie hat er ausgelassen.

Sein Hausarzt hat ihn wiederholt wegen seines erhöhten Blutdrucks und der hohen Blutfettwerte beraten. Seine Kost hat Herr F. mithilfe seiner Frau anfangs etwas umgestellt, alle zwei Tage rang er sich einen kurzen Spaziergang ab. Die empfohlenen Medikamente nahm er nahezu regelmäßig ein. Routine wurde das alles nicht. Nach einigen Wochen konnte oder wollte Herr F. die angeratenen Maßnahmen nicht mehr weiterführen und fiel immer wieder in sein altes Verhaltensmuster zurück.

Vor zwei Tagen erwachte er in den frühen Morgenstunden schweißgebadet. Es war, als hätte jemand einen Gurt um seine Brust gelegt und würde ihn Zug um Zug enger ziehen. Angst befiehl ihn. Heftige, nackte Angst. Todesangst. Der Schmerz steigerte sich, ergriff ihn, drohte ihn zu vernichten.

Seine Frau rief sofort bei der Notrufzentrale an, man schickte den Notarztwagen. In weniger als 20 Minuten war Herr F. mit Blaulicht unterwegs in die Notaufnahme des nahegelegenen Klinikums. Der Notarzt gab ihm ein starkes Schmerzmittel. Die Beschwerden wurden deutlich besser, die Angst nicht. Einsetzende Kurzatmigkeit steigerte sie sogar noch.

Im Krankenhaus ging alles sehr rasch. Blutabnahme, EKG, Ultraschall, Herzkatheteruntersuchung. In weniger als einer Stunde war das Nötigste erledigt, und nach zwei Nächten auf der Intensivstation kam Herr F. ins Zimmer zu Herrn M.

Auch für Herrn F. hatte die Herzspezialistin bei der Visite keine guten Nachrichten. Zwar konnte die akute Situation bei der Herzkatheteruntersuchung gebannt werden, aber eine Bypassoperation sei unumgänglich, man sollte damit nicht zuwarten. Wenn er einverstanden sei, würde der Herzchirurg noch heute mit ihm über die Operation sprechen.

Herr F. rätselte nicht. Er wusste, was er falsch gemacht hatte.

Erkenntnis: Ein gesundes Leben schützt nicht immer vor einer bedrohlichen Erkrankung.

Überlegung: Was bedeutet Gesundheit eigentlich, und ist der Begriff Krankheit für jemanden, der nicht leidet, überhaupt in seiner Dimension erfassbar, erfahrbar, denkbar?

Frage: Ist es denn überhaupt sinnvoll, sich ein Leben lang gut zu ernähren, auf seine Gesundheit zu achten und seinen Organismus am Laufen zu halten, wenn der Einzelne seinem Schicksal ohnehin nicht entrinnen kann?

Fakten: Obwohl die Lebenserwartung sowohl bei Frauen als auch Männern in den vergangenen Jahren stetig gestiegen ist, verbringen wir unsere letzten zwanzig Jahre durchschnittlich bei nur mittelmäßiger Gesundheit.

Laut Statistik Austria wurden Frauen 1978 nur 75,7 und Männer nur 68,5 Jahre alt. Im Jahr 2019, also ein Jahr vor der Pandemie, hatten wir um mehr als zehn Jahre dazugewonnen. Frauen wurden 2019 durchschnittlich 84,0 Jahre alt, Männer 79,3.

Es ist anzunehmen, dass die Lebenserwartung in den kommenden Jahren weiter steigen wird. Die Medizin entwickelt sich weiter, neue Medikamente und Therapien werden angewandt, die unser Leben weiter verlängern. Allerdings verbessert das den Gesamtzustand in den letzten zwanzig Lebensjahren nicht.

Wehwehchen setzen im Durchschnitt bei Frauen im Alter von knapp 65 Jahren ein. Bei Männern etwa ab dem 63. Lebensjahr. Von da an muss der menschliche Körper medizinisch unterstützt werden.

Unser Gesundheitssystem ist fast ausschließlich auf Reparaturmedizin ausgerichtet. Trotz der Möglichkeiten zu Vorsorgeuntersuchungen gehen die meisten erst zum Arzt, wenn es brennt. Häufig ist es da schon fünf vor zwölf. Viele dieser Erkrankungen könnten mit einem gesunden Lebensstil vermieden werden.

Schauen wir sie uns einfach an.

Herz-Kreislauf-Erkrankungen
Weltweit sind Herz-Kreislauf-Erkrankungen die Todesursache Nummer eins. Zu diesen Krankheiten gehören etwa ein zu hoher oder zu niedriger Blutdruck, Herzrhythmusstörungen oder Herzschwäche, aber auch Herzinfarkt oder Schlaganfall.

Der Großteil dieser unschönen Dinge wäre durch entsprechende Gesundheitsförderungs- und Präventionsmaßnahmen vermeidbar.

Studien haben gezeigt, dass bereits Informationskampagnen oder Beratung zu Veränderungen im Gesundheitsverhalten führen können. Weniger gesättigte Fette, mediterrane Kost und mehr Bewegung wirken sich positiv aus. Eine ballaststoffreiche Ernährung senkt den Blutdruck, das Cholesterin und gesetzliche Rauchverbote reduzieren ebenfalls die Zahl der Herz-Kreislauf-Erkrankungen.

Eigentlich weiß man das, verdrängt es aber lieber wie einen unguten Termin im nächsten Jahr.

Krebs
Die Erkrankung entsteht durch ungebremste wuchernde Zellvermehrung und bösartige Gewebsneubildung, die sich im ganzen Organismus ausbreiten kann. Mehr als 40.000 Menschen sterben in Österreich jährlich an Krebs. Männer sind etwas häufiger betroffen als Frauen. Krebs ist die zweithäufigste Todesursache weltweit.

Für die Krankheit gibt es eine Vielzahl von Risikofaktoren:
Bei einer Untersuchung wird als erstes nach familiärem Risiko gefragt: Hat es schon einmal Krebs in der Familie gegeben? Wenn ja, wie nah oder fern sind diese Familienmitglieder mit

dem Patienten verwandt? Erbanlagen können die Unbill beeinflussen. Allerdings haben auch beim familiären Krebsrisiko Umweltfaktoren ein bedeutendes Gewicht.

Dazu gehören krebsauslösende Stoffe wie Asbest, radioaktive Strahlung oder verschiedene Umweltgifte, schlechte Gedanken sowieso. Weiters trägt ein ungesunder Lebensstil zur Entwicklung der Krankheit bei: etwa zu viel Sonnenbaden für Hautkrebs, Übergewicht und Bewegungsmangel für Darm- und Brustkrebs oder Rauchen für Lungenkrebs.

Auch verschiedene Krankheitserreger können im komplexen Entstehungsprozess zu einer Krebserkrankung führen. Einige Viren mögen die Ausbildung von Tumoren begünstigen, manche Bakterien das Entstehen von bösartigen Tumoren fördern.

Wie sieht es mit Präventionsmöglichkeiten aus?

Gegen Krebs kann man leider nur bedingt vorbeugen. Am besten durch einen (halbwegs) gesunden Lebensstil.

Diabetes

Die Stoffwechsel-Dysbalance heißt auch Zuckerkrankheit, weil sie zu erhöhten Blutzuckerwerten führt, hervorgerufen durch einen Mangel des Hormons Insulin.

In Österreich sterben jährlich rund 10.000 Menschen an den Folgen von Diabetes. Da die Erkrankung meist erst fünf Jahre nach dem tatsächlichen Ausbruch erkannt wird, sind Folgeschäden im Herz-Kreislauf- oder Nervensystem oft schon vorhanden. Regelmäßige Blutzuckerkontrollen sind daher wünschenswert.

Allerdings könnte durch Präventionsmaßnahmen, wie einem bewussten Lifestyle – Übergewicht und Bewegungsmangel sind die wesentlichen Faktoren bei der Entstehung des Typ-2-Diabetes – die Krankheit vermieden werden. Der Geist weiß auch das, und das Fleisch ist trotzdem schwach.

Demenz
Die Erkrankung Demenz (lateinisch dementia für »Wahnsinn« oder »Torheit«) führt vor allem zum geistigen, aber auch emotionalen und sozialen Abbau eines Menschen. Die Betroffenen können sich nichts mehr merken, sind zunehmend verwirrt, im Endstadium erkennt man nichts und niemanden mehr. Etwa 100.000 Österreicher und Österreicherinnen leiden an einer demenziellen Erkrankung.
Im hinteren Teil des Buches haben wir dem Schreckgespenst ein eigenes Kapitel gewidmet, weil die Krankheit bislang noch unheilbar ist und schon in der nahen Zukunft, durch die demografische Entwicklung, jeder zumindest jemanden kennen wird, der die Krankheit hat. Die Aussage ist verlässlicher als die Kurz'sche Prophezeiung in Zeiten von Corona.

Bluthochdruck
Fast zwei Drittel der über 65-Jährigen und Älteren, Frauen und Männer, haben Bluthochdruck. Die medizinische Diagnose Hypertonie bedeutet, dass der Blutdruck dabei ständig zu hoch ist. Weltweit gesehen hat rund ein Viertel der Weltbevölkerung einen zu hohen Blutdruck. Und der ist der Risikofaktor Nummer eins für Herz-Kreislauf-Erkrankungen.
Aber es gibt viele Möglichkeiten, hohem Blutdruck vorzubeugen. Bei vielen reicht schon, den Lebensstil zu ändern: mehr Bewegung, weniger Alkohol, Stressmanagement, nicht rauchen und die Abnahme von Gewicht, denn Bluthochdruck entwickelt sich genau aufgrund dieser Lebensweise. Das Blut „regt sich auf", wenn der Mensch „zu gut" lebt.

Cholesterin
Der so wichtige Baustein in unserem Körper, der beispielsweise zur Bildung bestimmter Hormone gebraucht wird, kann ordentlich Probleme machen. Wir kennen das gute HDL- und das schlechte LDL-Cholesterin. Ist zu viel davon im Blut, er-

höht es das Risiko für Herzinfarkt und Schlaganfall. Die Medizin ist bestrebt, den LDL-Spiegel zu senken. Allerdings ist mit einer Therapie mit Cholesterinsenkern, sogenannten Statinen, auch noch nicht alles gewonnen. Als Nebenwirkungen können Diabetes oder Muskelschmerzen auftreten. 2021 setzten Ärzte an der Klinischen Abteilung für Kardiologie am AKH Wien zum ersten Mal den Wirkstoff »Inclisiran« ein. Mit nur zwei Injektionen im Jahr wird damit das LDL-Cholesterin um die Hälfte reduziert, denn mithilfe des Wirkstoffes kann die Leberzelle deutlich mehr LDL-Cholesterin aufnehmen und verarbeiten. Dadurch gerät weniger ins Blut. Nebenwirkungen sind bislang keine bekannt.

Das ist schön und gut. Aber wer nicht erst seinen erhöhten Cholesterinspiegel behandeln lassen will, kann dem auch vorbeugen: mit Normalgewicht, Bewegung, vielen pflanzlichen Lebensmitteln und weniger Alkohol. Sorry, wir haben uns den menschlichen Bauplan nicht ausgedacht.

Allergien
Eine Allergie ist eine krankhafte Abwehrreaktion des Immunsystems auf für die meisten Menschen eigentlich harmlose körperfremde Substanzen, wie etwa bestimmte Nahrungsmittel oder Pflanzenpollen.

Häufig ist die Neigung zu einer Allergie familiär bedingt. Ob allerdings Familienmitglieder Allergien entwickeln, ist auch verschiedenen Umwelteinflüssen wie etwa Zigarettenrauch oder Luftverschmutzung geschuldet.

Die Prävention beginnt unmittelbar nach der Geburt. Empfohlen wird, das Neugeborene die ersten vier bis sechs Monate zu stillen. Die Bakterien in der Muttermilch helfen bei der Reifung des Immunsystems des Babys. Das schützt am besten vor späteren Allergien.

Studien haben gezeigt, dass Kinder, die auf einem Bauernhof aufwachsen, später weniger von Allergien betroffen sind. Auch

in Familien mit Haustieren sind Kinder aufgrund der frühzeitigen Immunstimulation durch die mikrobielle Biodiversität besser geschützt.
Hunde sind gute Ärzte, wuff!

Hausstaubmilbenallergie
Milben sind weltweit verbreitet, es gibt sie in jedem Haushalt. Wer eine Hausstaubmilbenallergie entwickelt, sollte den Kontakt mit dem Allergen, das übrigens hauptsächlich in den Ausscheidungen der kleinen Tierchen steckt, meiden.
Wichtig ist dabei, es den Milben so ungemütlich wie nur möglich zu machen: Spezielle Bett-, Tuchent- und Polsterüberzüge verhindern, dass der menschliche Schweiß und Hautschuppen – die Nahrung der Milben – durch den Stoff durchsickern können. Andererseits kann so auch kein allergie-auslösender Milbenkot durch.
Die Bettwäsche sollte wöchentlich gewaschen werden. Und zwar heiß bei mindestens 60 Grad.
Regelmäßiges Lüften senkt die Luftfeuchtigkeit im Raum, und ein Raumklima unter 20 Grad ist für die Viecher ebenfalls unangenehm. Ist es zu kalt, verschwinden die Milben zum Glück.

Divertikulose
Mit zunehmendem Alter oder durch Veränderungen des Stoffwechsels kann es auch zu einer Divertikulose kommen. Dabei wölbt sich die Darminnenwand nach außen, und es entstehen kleine Ausstülpungen der Darmschleimhaut, in denen sich Stuhl ablagern kann. Das klingt ziemlich unappetitlich und ist auch unangenehm. Meist sind diese kugelförmigen Wölbungen harmlos, sie können sich aber auch entzünden und zu Schmerzen führen. Vorbeugung: Bewegung hält den Körper in Schwung – auch den Darm –, und damit der Stuhl nicht zu hart wird, hilft eine ballaststoffreiche Ernährung.

Obstipation

Im Gegensatz zu einer »normalen« Verstopfung, ist die Entstehung einer chronischen Obstipation bisher nur teilweise geklärt. Symptome sind eine harte Stuhlkonsistenz, die starkes Pressen verlangt und ein Gefühl hinterlässt, als wäre noch nicht alles draußen. Die Betroffenen haben eine Stuhlfrequenz von weniger als dreimal pro Woche.

Dabei lässt sich die Erkrankung in eine sekundäre und funktionelle chronische Obstipation unterteilen. Während Erstere meist die Folge äußerer Faktoren, wie etwa nach einer Operation oder einer Krankheit, ist, ist der Verursacher einer funktionellen Obstipation oft eine Beckenboden-Dyssynergie.

Damit ist eine fehlende oder mangelhafte Kooperation zusammengehöriger Muskeln gemeint.

Ursachen finden sich – tata! – im Lebensstil, wie etwa einer ballaststoffarmen und fettreichen Ernährung, Flüssigkeits- oder Bewegungsmangel. Aber auch Stress kann zum Entstehen einer Obstipation führen.

Karies

Durch mangelnde Mundhygiene kann es durch Bakterien im Zahnbelag zu Karies, der häufigsten Erkrankung der Zähne, kommen. Vor allem Kinder sind besonders anfällig. Milchzähne haben einen dünneren Zahnschmelz. In der Volksschule hatten wir schon gehört, dass süße Lebensmittel das Kariesrisiko erhöhen. Wenn unsere Mundbakterien Zucker zersetzen, entsteht eine Säure, die den Zahnschmelz angreift.

Daher: zweimal täglich Zähneputzen und einmal im Jahr zum Zahnarzt!

Kurzsichtigkeit

Man glaubt es kaum: Auch Kurzsichtigkeit gehört zu den heutigen Zivilisationskrankheiten. Nahe Dinge und Personen kann man nach wie vor scharf sehen, je weiter sie weg sind, allerdings nur mehr unscharf. Verantwortlich dafür ist meist ein »längerer« Augapfel. Ist der Abstand vom vorderen zum hinteren Teil des Auges länger, trifft das Licht in einem anderen Verhältnis zur Brechkraft auf. Die Zellen, die die Lichtimpulse an das Sehzentrum im Gehirn weiterleiten, senden falsche Informationen.

Vorbeugung: Damit sich die Augen eines Kindes überhaupt einmal gesund entwickeln können, benötigen sie viel Tageslicht. Kinder sollten daher täglich mindestens zwei Stunden im Freien spielen.

Smartphones und Videospiele beanspruchen die Augen besonders stark. Kinder und Jugendliche sollten daher Pausen einlegen und mindestens 30 Zentimeter Abstand zum Smartphone-Display einhalten. Auch eine alljährliche Untersuchung beim Augenarzt ist zu empfehlen.

Neurodermitis

Hautausschlag und starkes Jucken gelten als typische Anzeichen der chronischen Hauterkrankung, deren Hauptursachen genetische Faktoren sind. Tritt Neurodermitis bereits in der Elterngeneration auf, haben Säuglinge ein erhöhtes Risiko, die Krankheit ebenfalls zu entwickeln.

Was können Eltern und Kinder tun?

Weder in der Schwangerschaft noch in der Stillzeit sollten Frauen rauchen – auch nicht passiv! –, da durch den Qualm das Neurodermitis-Risiko für das Kind erheblich steigt. Überhaupt sollte das Kind in einem rauchfreien Umfeld aufwachsen können.

Der Säugling sollte mindestens vier Monate gestillt werden, weil die Muttermilch ein wichtiger Schutzfaktor ist. Auch Tiere führen bei Kindern zu weniger Sensibilisierungen. Studien haben ergeben, dass die Einnahme von Probiotika in der Schwangerschaft Neurodermitis beim Kind hemmen könnte. Aber es gibt noch keine medizinische Empfehlung dafür.

COPD
Bei der chronisch obstruktiven Lungenkrankheit (COPD) ist die Lunge dauerhaft geschädigt, die Atemwege sind verengt. Vor allem Raucher und Raucherinnen erkranken daran. COPD ist nicht heilbar. Bei der Behandlung kann ihr Fortschreiten nur aufgehalten werden. Sie ist die vierthäufigste Todesursache weltweit. Die wirksamste Präventionsmaßnahme ist, nicht zu rauchen oder damit aufzuhören. Eine Cohiba im Sommer darf man sich gönnen.

Gicht
In früheren Jahrhunderten galt die Gicht als »Krankheit der Könige« – nur sie konnten sich damals einen üppigen Lebensstil leisten. In unserer heutigen Wohlstandsgesellschaft ist die Stoffwechselerkrankung längst auch bei Normalbürgern angekommen. Rund drei Prozent der Österreicher leiden unter der zu hohen Harnsäurekonzentration im Blut, die durch Ablagerungen zu Veränderungen an Gelenken und Nieren führt. Das kann vererbt sein oder sich etwa durch Diabetes erst entwickeln. Ein hoher Blutzuckerspiegel schädigt die Gefäße, was letztlich auch die Nierenfunktion belastet.
Betroffenen wird eine purinarme und energie- und kohlenhydratreduzierte Kost mit erhöhtem Anteil an Proteinen und ungesättigten Fettsäuren empfohlen. Allerdings sind Purine, durch deren Abbau im Körper der Harnstoffspiegel ansteigen kann, in vielen Lebensmitteln enthalten. Eine hohe Harnsäurekonzentration findet sich in Forelle, Hering oder Grillhuhn. Ebenso wirkt sich ein übermäßiger Alkoholkonsum, insbesondere Bier, sehr ungünstig aus. Hülsenfrüchte, vor allem Linsen sollte man ebenfalls meiden. Und gar keine Harnsäure steckt beispielsweise in Milch, Paprika oder Vollkornbrot. Bon Appetit!

Gebrechlichkeit
In höherem Alter leiden viele Menschen unter Gebrechlichkeit (Frailty-Syndrom). Anzeichen dafür sind Gewichtsverlust, Muskelschwäche, Erschöpfung, Immobilität und eine herabgesetzte körperliche Aktivität. Werden nur zwei dieser fünf Symptome erfüllt, spricht man vom Prefrailty-Syndrom, den ersten Anzeichen.

Viele Omas und Opas sitzen den ganzen Tag vor dem Fernseher und sagen: »Ich habe mich in meinem Leben eh genug bewegt!« Eine Folge der Gebrechlichkeit kann der – im hohen Alter gefürchtete – Oberschenkelhalsbruch sein. Der muss operiert werden. Die Menschen kommen ins Spital, später vielleicht ins Pflegeheim, Umgebungen, die für sie neu sind. Sind dann noch altersbedingte weitere Krankheiten dabei, wie etwa Demenz, kennen sie sich nicht mehr aus. Dann kann ein einfacher Bruch den Anfang vom Ende bedeuten.

Dabei könnten ein bisschen Spazierengehen am Tag, ein bisschen Bewegung und einige Gleichgewichtsübungen sie wieder fitter machen, das Frailty-Syndrom zurückdrängen. Es sind die kleinen Dinge, die den Alltag später erträglich machen. Ein kluger Freund sagte einmal: »Ich kann das Altern nicht empfehlen, man kann es nur ertragen.«

Multimedikation
Die gleichzeitige Verabreichung unterschiedlicher Medikamente ist zwar keine Krankheit, sie führt aber ebenfalls zu vermeidbaren Problemen.

Die Multimedikation nimmt weltweit zu. Das hängt einerseits mit der gestiegenen Lebenserwartung der Menschen zusammen, andererseits mit dem heute über das Internet einfacheren Zugang zu Medikamenten.

Eine Erhebung in österreichischen Pflegeheimen aus dem Jahr 2013 ergab, dass die Bewohner durchschnittlich täglich neun Arzneimittel erhielten. Darunter war übrigens mindestens ein »potenziell inadäquates Arzneimittel« – also eines, das für ältere Menschen gänzlich ungeeignet ist. Es sind auch Fälle bekannt, bei denen eine Patientin binnen zwei Stunden zwölf unterschiedliche Medikamente bekam. Bei älteren Patienten kann das natürlich auch negative Folgen haben. Funktioniert ein 80-jähriger Körper genauso wie ein 20-jähriger?

2020 zeigte eine Studie, dass die Wirksamkeit verschiedener Medikamente bei alten Menschen zu wenig erforscht ist. In den meisten klinischen Studien werden alte Menschen ausgeklammert.

Depressionen

Eine ständig traurige, gedrückte Stimmung, emotionale Leere, Freud- und Freundlosigkeit, gepaart mit einem verminderten Antrieb und Energieverlust zählen zu den Kernsymptomen einer Depression. Weltweit sind rund 350 Millionen Menschen davon betroffen. In Europa erleidet jede vierte Person mindestens eine psychische Krankheitsepisode im Laufe ihres Lebens. Frauen sind übrigens häufiger traurig als Männer.

Dagegen wird schon viel unternommen, in Österreich hat die Krankheit Eingang in die Gesundheitsziele der Regierung gefunden. Als Gesundheitsziel neun ist »Psychosoziale Gesundheit bei allen Bevölkerungsgruppen fördern« formuliert worden.

Vom Fonds Gesundes Österreich (FGÖ) werden vor allem für die psychische Gesundheit relevante Kompetenzen wie Lebens-, Gesundheits- oder Erziehungskompetenzen und Verhaltensweisen gefördert. Letztere zielen etwa auf mehr Bewegung und gesunde Ernährung ab. Auch ist man sich bewusst, dass die Krankenlast bei bereits bestehenden Depressionen durch eine Behandlung nur um 20 Prozent gesenkt werden kann. Daher müssen Präventionsmaßnahmen, die darauf abzielen, dass es gar nicht zu einer Depression kommt, viel früher ansetzen. Die Einbindung der Familie ist dabei für Kinder und Jugendliche besonders wichtig, denn die aktuellen Zahlen sind erschreckend: Jeder vierte Jugendliche in Österreich leidet an einer psychischen Erkrankung. Corona war der Brandbeschleuniger des Kummers.

Angststörungen
Angst ist ein ganz normales Gefühl. Jeder hat schon einmal, aus welchem Grund auch immer, Angst gehabt. Die Nachrichten fördern das natürlich: Krieg, atomare Bedrohung, Migration, Inflation, Teuerung.
Wenn das Gefühl des Unbehagens langanhaltende Angstzustände auslöst, die die Bewältigung des Alltags deutlich einschränken, spricht man von einer Angststörung. Zur Erklärung dieser psychischen Störung wird derzeit vom sogenannten Vulnerabilitäts-Stress-Modell ausgegangen. Demnach gibt es einige verursachende Faktoren wie etwa die Vererbung der Störung, innere Konflikte oder bestimmte Denk- und Lernvorgänge, die in Stressmomenten Angst auslösen können. Experten schätzen, dass in Österreich 16 Prozent der Bevölkerung damit zu kämpfen haben. Frauen sind deutlich häufiger davon betroffen. Als Vorbeugung werden Sport, Atemübungen oder Entspannungsmethoden empfohlen und das Erlernen von Stressbewältigungsstrategien. Klingt einfach, ist es aber für viele nicht.

Essstörungen
Die Gedanken von Menschen mit einer Essstörung kreisen immer um das Thema Teller und Gewicht. Rund 200.000 Menschen in Österreich leiden im Laufe ihres Lebens daran.
Bei einer Anorexie (Magersucht) empfinden sich Betroffene als zu dick. Sie setzen das zu erreichende Gewicht sehr niedrig an und versuchen, es durch übertriebene sportliche Aktivität, Abführmittel oder häufiges Erbrechen zu erreichen. Die körperlichen Veränderungen, wie etwa im Stoffwechsel, können lebensbedrohlich werden. Bei der Behandlung werden die Pa-

tienten auf ein geregeltes normales Essverhalten geschult. Die Normalisierung des Gewichts wird angestrebt, aber die Patienten müssen das erst einmal akzeptieren. Ihre Welt misst sich in Gramm-Einheiten.

Bulimie wird mit der Magersucht oft verwechselt. Allerdings kommt es bei der Bulimie, auch Ess-Brechsucht, zu häufigen Essattacken. Betroffene schlingen dabei in kurzer Zeit große Mengen Nahrung hinunter. Sie gieren nach Essen. Aber weil sie sich auch als zu dick wahrnehmen, versuchen sie das Essen schnell wieder loszuwerden, etwa mit häufigem Erbrechen, dessen Folgen zu Störungen im Wasser- und Elektrolythaushalt und damit zu Herzrhythmusstörungen führen können. Behandelt wird die Bulimie vor allem mit einer Psychotherapie, um ebenfalls ein geregeltes Essverhalten neu zu erlernen.

Neue Krankheiten machen sich auf den Weg: Mit kuriosen Abkürzungen, wie HARR (Handy-Assoziierter Rundrücken) und HOPS (alter Ausdruck für Hirnorganisches Psychosyndrom – jetzt: Home Office Pain Syndrome) werden sie beschrieben.

So viele Ausbildungen unserer Zivilisation, so wenige Möglichkeiten, das von politischer Seite abzufedern. Schauen wir uns an, was die Gesundheitsversorgung vorhat.

Kapitel 3
Die Regierung möchte die Gesundheitsversorgung verbessern und jedem Menschen bis ins Jahr 2030 zwei zusätzliche Lebensjahre schenken. Es fehlt nur an Ideen, wie.

Man nennt es gern Luft nach oben. Luft nach oben gibt es überall dort, wo es darunter an Ideen, Strategien und Maßnahmen fehlt. Österreich habe, was Prävention und Gesundheitsförderung betrifft, sehr, sehr viel Luft nach oben, kritisieren Gesundheitsexperten. Prävention ist in Österreich ein Tohuwabohu, weil sich noch immer keiner mit dem anderen abstimmt. Eine Gesamtstrategie gibt es nicht.

Um die Luft da oben zu verdrängen, müssen zuerst die Rahmenbedingungen geändert werden. Das klingt bombastischer, als es im Detail ist. Es sind simple Überlegungen, wie zum Beispiel Initiativen, um sichere Radwege zu bauen, die Menschen animieren, mehr in die Pedale zu treten. Wenn die Verantwortung in Sachen Vorsorge bei jedem und jeder Einzelnen von uns liegen soll, sollten sie gewisse Voraussetzungen dafür vorfinden, die über einen Heimtrainer hinausgehen.

Etwas ambitionierter wäre der Gedanke, dass Supermärkte gesunde Nahrungsmittel in den Vordergrund bringen könnten. Sie etwa auf Augenhöhe in die Regalen schlichten, damit die Konsumenten eher diese Produkte kaufen und nicht den Schrott mit viel Zucker, Salz und Zusatzstoffen, den die Lebensmittelindustrie als Essen ausgibt.

An solchen Ideen fehlt es bislang. Die österreichische Regierung hält an der Absichtserklärung, die Gesundheitsversorgung zu verbessern und ihren Bürgern bis ins Jahr 2030 mit noch besserer Versorgung zwei zusätzliche Lebensjahre zu schenken, fest. Mehr als diese Aussicht in den Raum zu stellen, ist bislang noch nicht passiert. Und es wird auch mehr als schwierig werden. Denn das Gesundheitssystem steht, man kann es nicht oft genug wiederholen, vor dem Kollaps.

Österreich muss im EU-Vergleich überdurchschnittlich viel in das System pumpen. Und nicht nur das, man pumpt auch recht ineffizient. Nur zwei Prozent des Geldes werden für Prävention verwendet. Der Großteil fließt in die stationäre und ambulante Behandlung. In den Krankenhäusern, die für die Versorgung noch immer zentral sind, fehlt es an Ärzte- und Pflegepersonal.

Dazu kommt, dass die Österreicher zwar in der Vorsorge zu leger sind, in der Behandlung akuter Beschwerden aber eher überreagieren. Anders gesagt: Sie nehmen das Gesundheitssystem ausgesprochen oft in Anspruch, und sobald es irgendwo zwickt, gehen sie lieber ins Krankenhaus als zum Hausarzt. Denn dort gibt es MRT, CT oder Ultraschall. Diese hochtechnischen Geräte braucht man zwar bei Weitem nicht für jedes Wehwehchen, aber sicher ist sicher. Deshalb platzen die Ambulanzen in den Krankenhäusern aus allen Nähten.

Ein Blick nach Dänemark zeigt einen anderen Weg. Ende der 1990er-Jahre wurde dort das Gesundheitssystem reformiert, zwei Drittel der Kliniken wurden geschlossen oder zusammengelegt. Gleichzeitig baute man die Primärversorgung, also Ambulanzzentren und Rehabilitation, massiv aus. Man ging schon damals einen Schritt weiter. Eine Behandlung im Krankenhaus ist nicht automatisch besser, viele gesundheitliche Probleme können auch im ambulanten Bereich gelöst werden. Nur wirklich Schwerkranke kommen heute in Dänemark in eine Klinik. Dafür sind 98 Prozent der dänischen Bevölkerung bei einem Hausarzt eingeschrieben.

Um auch bei uns ein entsprechendes Umdenken in Gang zu setzen, muss man ein paar Schritte davor ansetzen. Es wäre notwendig, dass die Menschen auch eine gewisse Gesundheitskompetenz entwickeln, und damit ist nicht eine Konsultation beim Netdoktor im Web gemeint. Es braucht eine Aufklärungskampagne, um den Leuten Gesundheitsinformationen so näherzubringen, dass sie sie auch verstehen können. Erst dann können sie für sich Entscheidungen treffen, im Sinne ihrer Gesundheit und ihrer Lebensqualität. Von einer solchen Selbstständigkeit sind wir meilenweit entfernt. Das ist etwas, was in Österreich noch nicht gefördert wurde.

Im Jahr 2021, mitten in der Pandemie, gab das Sozialministerium eine Gesundheitskompetenzerhebung in Auftrag. Das Ergebnis wies ein »ungünstigeres Bewegungs- und Ernährungsverhalten, höheres Gewicht (BMI) sowie häufiger chronische Erkrankungen – und damit häufigeres Aufsuchen von Gesundheitseinrichtungen« aus. Es gibt nicht viele, die das überrascht hat.

Werfen wir einen Blick auf die Gesamtsituation in den Krankenhäusern.

In Österreich leben heute rund neun Millionen Menschen. 2030 werden es schon 9,3 Millionen sein. Dabei wird die Zahl der bis 19-Jährigen gleichbleiben, die 65-Jährigen und Älteren aber von 18,6 auf 23 Prozent ansteigen. Gleichermaßen wird die Lebenserwartung der Frauen von derzeit 83,9 auf 86,3 Jahre steigen und die der Männer von 79,3 auf 81,9.

Bei den Spitalsaufenthalten ist Österreich nahezu Weltmeister. Von 2008 bis 2016 stiegen die Aufenthalte im Krankenhaus schwindelerregend: bei Frauen über 90 um 73, bei Männern im selben Alter um 91 Prozent. Kein Wunder, wir werden älter und beanspruchen völlig zu Recht das Gesundheitswesen.

In Österreich haben wir mehr als 2,2 Millionen stationäre Spitalsaufenthalte und fast neun Millionen ambulante Krankenhauspatienten im Jahr. Das bedeutet, dass mehr als 6.000 Patienten täglich stationär aufgenommen werden. Dazu sitzen täglich rund 25.000 Menschen in den Ambulanzen und wollen betreut werden. Was auch tatsächlich geschieht. Aufwendigste Untersuchungen werden angeordnet und komplizierteste Gerätschaften aktiviert. Man kann das allerdings auch ehrlicher formulieren: Es werden Daten über den Gesundheitszustand der Patienten gesammelt. Viele Daten. Sehr viele Daten. Um ja keinen Fehler zu machen. Um ja keinen Wert zu übersehen.

Daten statt handfester Diagnostik. Denn den Patienten nach guter alter Tradition mit den Händen abzutasten, um sich ein Bild von seinem Zustand zu machen und sich den Menschen, der hinter dem Patienten steckt, einmal anzuschauen, ist kaum noch üblich. Man reicht öfter den Kollegen am Gang die Hand, als Patienten zu berühren.

Patienten wiederum haben die Hände gern vor den Augen, wenn es um die eigene Beteiligung an der Heilung geht. Sie lassen die Ärzte machen. Mach mich gesund, und zwar jetzt! Mit dieser Einstellung kommen sie ins Krankenhaus. Tut was, damit ich schnell wieder fit bin. Aber für eine gelungene Behandlung braucht es auch den Willen des Patienten. Und seine Mitarbeit.

Die Diskussion darüber ist nicht neu. Die Grundlage für Patientenrechte und -verantwortung wurde in der Verfassung der Weltgesundheitsorganisation WHO vom 22. Juli 1946 gelegt. »Gesundheit ist ein Zustand völligen psychischen, physischen und sozialen Wohlbefindens und nicht nur die Abwesenheit von Krankheit und Gebrechen«, steht dort.

Und weiters ist zu lesen: »Sich des bestmöglichen Gesundheitszustandes zu erfreuen, ist ein Grundrecht jedes Menschen.« So können Patienten ihren Anspruch gegenüber Ärzten erheben, sie »gesund zu machen«.

Ab Ende der 1970er-Jahre begann die Patientenbeteiligung in der internationalen Gesundheitspolitik eine bedeutendere Rolle zu spielen. In der Erklärung der WHO bei der Konferenz in Almaty 1978 hielt man fest: »Die Menschen haben das Recht und die Verpflichtung, sich individuell und kollektiv an der Planung und Umsetzung ihrer Gesundheitsversorgung zu beteiligen.« Die Message ist klar. Es geht nicht nur darum, verordnete Tabletten zu schlucken, sondern auch einen gesunden Lebensstil zu leben. Das ist nichts anderes als Prävention und würde das Gesundheitssystem extrem entlasten.

Zu viele Menschen, zu wenig Zeit. Dass die Krankenhaus-Ambulanzen oder Kassen-Ordinationen überfüllt sind, ist das eine. Die Zeit, die fehlt, um alle Patientenfälle umfassend abzuarbeiten, ist das andere. Wir reden da von Medizin am Fließband, anders kann man das nicht nennen. Ein Arzt in Österreich hat für einen Patienten im Schnitt fünf Minuten Zeit. In dieser Zeit muss der Patient durchgecheckt und analysiert werden. Ein persönliches Gespräch, das oft genug zur Besserung beitragen kann, hat dabei keinen Platz. Will der Arzt sein Einkommen erhöhen, braucht er nur noch mehr Patienten durch seine Ordination schleusen. Für die Patienten heißt das: noch längere Zeit im Wartezimmer für noch weniger Zeit im Behandlungsraum.

Mit ihren durchschnittlich fünf Minuten pro Patient oder Patientin landen die österreichischen Ärzte im internationalen Vergleich auf Platz 52 von 67 Ländern. Hinter uns rangieren nur noch Staaten wie Afghanistan, Malawi oder Bangladesch. In der Schweiz dauert eine Konsultation 17,5 Minuten, in Deutschland 7,5. Am meisten Zeit nehmen sich die Schweden mit 22,5 Minuten.

Medizin ist bei uns zu einer Gesundheitsindustrie geworden, in der Zeit wegrationalisiert wird. Zuwendung zum kranken Menschen ist nicht Usus, sondern Luxus – Für Patienten wie für Ärzte, denn den einen passt das System der Krankenkassen, in das sie hineingezwungen werden, so wenig wie den anderen. Mediziner haben den Beruf einmal gewählt, um Menschen zu helfen, nicht um sie durch ein System zu schleusen. Mittlerweile werden sie ihrer ursprünglichen Aufgabe beraubt und daran gehindert, für ihre Patienten da zu ssein, Zeit zu haben. Der ökonomische Erfolg wird über den Therapieerfolg gestellt. Absurd, nicht?

Bezahlt wird im System der Gebietskrankenkassen automatisch, ohne Zutun der beiden Beteiligten. Patienten zücken ihre e-card, Ärzte erhalten für jede Konsultation ein festgelegtes Honorar. Egal, was es zu behandeln gilt. Egal, wie schwierig es zu diagnostizieren ist. Egal, wie unterschiedlich die Patienten sind. Egal, ob den Patienten vielleicht mehr geholfen ist, wenn ihnen nur einmal jemand zuhört. Krank, nicht?

Redezeit wird heute eher auf anderes verwendet, denn viele Patienten kommen nicht mehr nur mit ihren Beschwerden und Schmerzen in die Ordination, sondern mit Meinungen und Diagnosen. Arzt oder Ärztin muss sich dann keine Schilderung der Wehwehchen anhören, sondern Erklärungen von Dr. Google. Viele Patienten glauben, über das Internet Bescheid zu wissen, bevor sie überhaupt untersucht wurden. So war das mit der Selbstverantwortung auch wieder nicht gemeint.

Werfen wir einen Blick in die Praxis.

Ein Patient betritt den Behandlungsraum. Schon bevor er sich gesetzt hat, beginnt er zu erklären, warum er hier ist. Es handle sich um ein Zervikalsyndrom.

Der Arzt nickt höflich. Die meisten seiner Patienten hätten gesagt, sie haben Schmerzen im Halsbereich. Er kann sich also vorstellen, wen er da vor sich hat, und reagiert entsprechend. »Haben wir Beschwerden oder haben wir eine Diagnose?«, fragt er und legt den Kopf leicht schief. »Dann haben Sie sicher auch schon einen Vorschlag für die Therapie, und wir sind schnell fertig.«

Der Mann mit den Halsschmerzen stutzt.

Der Arzt holt einmal tief Luft und sagt: »Sie kommen zu mir, weil Sie Beschwerden haben. Erzählen Sie doch einmal, welche Beschwerden das genau sind und wann sie angefangen haben. Dann schauen wir, ob Ihre selbstgestellte Diagnose stimmt.«

Es klingt wie keine große Sache, als wäre die Situation leicht zu entschärfen. Doch eigentlich musste sich der Arzt gerade gefallen lassen, dass seine Kompetenz infrage gestellt wurde.

Man stellt sich auch nicht vor einen Installateur und erklärt ihm, wie eine Therme funktioniert. Und vor allem: Die Therme ist kein hochsensibler lebender Organismus.

Bitte nicht falsch verstehen. Nichts gegen Information im Internet, wenn man weiß, wo man nachschauen muss. Allerdings gibt es einen Unterschied zwischen Selbstverantwortung und Scheinwissen. Das eine bedeutet, selbst mitzudenken, das andere, dem Arzt das Denken abnehmen zu wollen.

Scheinwissen erzeugt ein vermeintlich höheres Selbstbewusstsein, mitunter auch Arroganz, und versetzt Patienten in eine fordernde Rolle. Die wiederum macht das Handeln der Mediziner noch schwieriger, weil sie sich auf die Arzt-Patienten-Beziehung auswirkt. Das paternalistische Beziehungsgefüge zwischen Arzt und Patient wird dadurch aufgelöst. Was übrigbleibt, ist eine zunehmende Formalisierung und Ökonomisierung des Verhältnisses. Der Kreis hat sich geschlossen, wir sind einmal mehr beim Geld.

Gesundheit wird immer teurer. Die laufenden Gesundheitsausgaben betrugen im Jahr 2022 50,8 Milliarden Euro. Sie sind um 3,4 % gegenüber 2021 gestiegen und betragen 11,4 % des BIP. Der öffentliche Anteil an den Gesundheitsausgaben beträgt 77,8 %, das sind rund 39,5 Milliarden. Andererseits ist das Gesundheitswesen ein bedeutender Wirtschaftsfaktor. Mehr als 800.000 Personen sind in diesem Sektor beschäftigt, das sind rund 19 Prozent aller Erwerbstätigen.

Prävention spielt dabei eine winzige Rolle. Zwei Prozent der öffentlichen Ausgaben verwendet man auf Gesundheitsförderung, Maßnahmen zur Erhaltung von Gesundheit und Vermeidung von Krankheit. In Deutschland sind es 3,7 Prozent.

Immerhin zahlen in Österreich beispielsweise die Versicherten der Sozialversicherungsanstalt der gewerblichen Wirtschaft nur mehr den halben Selbstbehalt, sofern sie vereinbarte Gesundheitsziele erreichen. Wer mit dem Rauchen aufhört oder Übergewicht loswird, spart. Ein Anreiz für die Österreicher, denn sie sparen gern. Dass sie damit gleichzeitig auch Gesundheitsvorsorge betreiben, ist deshalb aber noch nicht zwingend in ihr Bewusstsein vorgedrungen. Der Spargedanke ist dominanter als der Präventionsgedanke.

Ein Punkt, an dem man ansetzen muss. Vorsorge und Gesundheitsförderung müssen ein anderes Selbstverständnis bekommen. Prävention darf keine Randerscheinung sein, die der Lifestyle so mit sich bringt, beim einen mehr, bei der anderen weniger. Es ist Aufgabe eines jeden von uns, unterstützt durch Gesundheitspolitik, Sozialversicherungen, Bildungssystem, Verantwortlichen im Gesundheitssystem, um die Wichtigkeit der Vorsorge in uns zu verankern.

Seit 2017 gibt es übrigens das aktualisierte Bundesgesetz zur partnerschaftlichen Zielsteuerung Gesundheit oder auch Gesundheits-Zielsteuerungsgesetz G-ZG. In diesem Gesetz vereinbaren der Bund, die Länder und die gesetzlichen Krankenversicherungen, eine »integrative partnerschaftliche Zielsteuerung-Gesundheit für die Struktur und Organisation der österreichischen Gesundheitsversorgung einzurichten und weiterzuentwickeln«.

Sinn und Zweck der sperrigen Formulierungen ist es, Gesundheitsförderung und Prävention zu verbessern und den ambulanten Bereich und die Gesundheitskompetenz der Bevölkerung zu stärken. Dafür werden auf Bundes- und Landesebene Zielsteuerungsverträge erstellt. Die Richtung, in die man da marschiert, ist gut. Genau in diesen Bereichen muss wesentlich mehr getan werden. Denn letztlich wirkt sich das nicht nur auf die Gesundheit der Menschen aus, sondern auch auf die Gesundheit der Finanzen.

Kurz: Es senkt die Kosten. Gesundheit schon in jungen Jahren als etwas zu begreifen, wofür es sich auszahlt, bewusster zu leben, könnte in Zukunft einen guten Teil der Behandlungen hinfällig machen. Und das spart Millionen und Abermillionen.

Genau dafür gibt es zehn Regeln.
Einfache Gebote, die Lebensjahre retten.
Wir haben sie zusammengefasst.

Kapitel 4
Die zehn goldenen Regeln der Vorsorge

Es heißt nicht zufällig Bewegungsapparat. Wir haben einen Körper, der mit unzähligen Knochen, Gelenken, Muskeln und Sehnen nicht dafür geschaffen ist stillzustehen. Unsere Organe sind dafür geschaffen, ein ganzes Leben lang einwandfrei zu arbeiten, sofern wir die Gebrauchsanweisung einigermaßen beachten. Aufs Wesentlichste zusammengefasst lautet sie: Lieg nicht, wenn du sitzen kannst, sitz nicht, wenn du stehen kannst, steh nicht, wenn du gehen kannst und geh nicht, wenn du laufen kannst.

Ganz leicht gemacht hat es uns die Evolution dabei nicht. Sie hat uns auf Bewegung ausgerichtet und uns trotzdem die Faulheit mitgegeben. War das ein subtiler Trick, um uns Disziplin beizubringen? Wollte sie uns im Kampf schulen und fand, dass zu diesem Zweck am besten ist, uns gegen uns selbst antreten zu lassen, falls uns die Feinde ausgehen sollten? Oder hat sie einfach nicht damit gerechnet, dass wir jemals Sessel, Schreibtisch und Auto erfinden könnten?

Ist ja auch reichlich absurd. Statt wie es sich für „anständige Menschen" gehört, unseren Lebensweg zu Fuß zurückzulegen, sitzen wir fest, an einem Ort, an dem wir acht Stunden pro Tag kaum etwas anderes tun als die meiste Zeit Finger und Unterarme zu bewegen. Und selbst die Ortswechsel erledigen wir im Sitzen, in Gefährten, in denen wir uns jetzt schon oft nicht einmal mehr die Mühe machen müssen, auf die Kupplung zu treten, und demnächst nicht einmal mehr die Arme brauchen werden, um das Lenkrad zu drehen. Und in diese modernen Gewohnheiten hinein heißt es dann: Wer sich nicht bewegt, kann sich irgendwann nicht mehr bewegen. Bücher, Fitnessstudios, Onlinekurse, Ärzte, Coaches, Versicherungen und letztlich auch Politiker bombardieren uns von allen Seiten mit der Nachricht, dass Leben Bewegung ist. Der Grund ist einfach: weil es wahr ist. Leben ohne Bewegung ist irgendwann kein Leben mehr.

Bleibt nur noch eine Freude, nämlich Essen. Der Sex des Alters, wie es heißt. Was man an Lebensfreude eingebüßt hat, weil hier das Knie, dort die Hüfte und dazwischen das Sprunggelenk knarzen, macht man mit Gabel und Messer wett. Nichts gegen Essen, auch das braucht der Körper. Allerdings oft nicht das, was wir uns auf unsere Teller und von dort in den Mund schaufeln.

Der Körper ist geduldig. Jahrzehnte lang blickt er über unsere Versäumnisse und Unmäßigkeiten hinweg. Während wir dabei sind, den Raubbau an uns mit der völlig unrealistischen Hoffnung auszugleichen, gesund und schmerzfrei bis ins hohe Alter zu kommen, zwickt und rempelt er uns regelmäßig, aber er funktioniert. Die längste Zeit gelingt ihm das sehr gut.

Er ist ein höflicher Geselle, dieser Körper, weit höflicher als der Geist. Denn wie schwer er sich tut, die Verletzungen, die wir ihm kaltblütig zufügen, abzufedern, lässt er uns nur bedingt ahnen. Bis er irgendwann nicht mehr kann und die ersten wirklichen Erschöpfungszustände und Verschleißschäden zeigt. Wir reagieren geschockt, aber unbeugsam. Kaum sind die Teile, die ausgefallen waren, repariert, geht es oft schon wieder weiter wie vorher. Bis die Erschöpfung zu gravierend ist, um ignoriert, und der Verschleiß zu grob, um restlos instand gesetzt zu werden.

Kurz: bis es zu spät ist, gesund und schmerzfrei bis ins hohe Alter zu kommen.

Das macht uns natürlich schlaflose Nächte. Zusätzlich zu denen, die wir eh schon immer hatten, weil wir erstens Zeit brauchten, um alle Sünden zu begehen, und zweitens, um einigermaßen verrückt für unseren Lebensunterhalt zu arbeiten. Dass die Nächte bislang so kurz waren, ist uns in der Hektik allen Wollens und Müssens des Alltags nicht einmal so rasend aufgefallen. Ja, bitte, die Kinder haben uns einigen Schlaf gekostet, als sie ganz klein waren, aber sonst? Vergessen sind die vielen Nächte, die wir uns mal mehr, mal weniger freiwillig selbst verkürzt haben. Und wir wollen uns auch nicht an sie erinnern, so wie wir uns generell ungern an das erinnern, was wir selbst verschuldet haben und deshalb auch noch den Zorn auf uns selbst ertragen müssen.

In diesem Stadium sehnen wir uns nach Ruhe, aber es bleibt ein unerfüllter Traum. Was wir für unsere innere Ruhe tun, ziehen wir uns aus Büchern oder einschlägigen Podcasts rein, zu denen wir begeistert nicken, weil diese Leute so unglaublich recht haben. Der Wald ist ein Ort der Regeneration, stimmt, wir müssen wirklich bald einmal wieder … Wieder ist gut.

Meistens kommen wir um die Natur doch nicht ganz herum. Und wenn wir dort sind, spüren wir eine tiefe Dankbarkeit, für jeden Atemzug, der frische Luft in die Lungen pumpt; für jeden Schritt, bei dem alles knarrt, man aber die alten Knochen so herrlich spürt; für jedes Buschwindröschen am Wegrand, das uns daran erinnert, dass es Blumen gibt, die nicht in einer Vase, sondern in der Erde stecken. Wir sind dankbar für alles. Ein Gefühl, das wir uns merken sollten. Dankbarkeit ist ein Lebenselixier, das nicht zu unterschätzen ist. Und es sollte uns zu denken geben, was an dieser Natur dran ist, dass sie uns so demütig macht.

Apropos Denken.

Im Kopf ist auch nicht immer alles in Topform. Es gibt immer wieder Zeiten im Leben, da scheint es, als wären die Herausforderungen aufgebraucht. Als wäre die Routine die natürliche Gangart des Menschen, wobei Gang vielleicht ein etwas zu dynamisches Wort dafür ist. Jedenfalls sind wir ganz gut darin, auch das Gehirn faul werden zu lassen. Wir sind Großmeister darin, das Lernen zu verlernen, weil das angeblich immer schwieriger ist, je älter wir werden. Ja, genau, ein hinterfotziger Kreislauf, nicht wahr?

Lernen könnte auch eine Möglichkeit sein, sich mit anderen zusammenzutun. Mit den sozialen Medien sind wir dabei, zu vergessen, dass wir soziale Lebewesen sind. Im Netz nachzufragen, ob der Bus, an dessen Haltestelle wir stehen, wirklich dorthin fährt, wohin wir wollen, statt einen der anderen zu fragen, die auf denselben Bus warten, ist vielleicht doch etwas übertrieben. Und wer weiß, womöglich reißt uns ein Mitmensch mit, uns zu bewegen, gut zu essen, mehr zu schlafen, uns weniger zu stressen, in die Natur zu gehen, dankbar zu sein, mit jemandem ein interessantes Gespräch zu führen oder sogar mehr gemeinsam zu unternehmen. Gut möglich, dass das ein Genuss wäre.

Auf den Genuss wollen wir bei aller Liebe zu uns selbst nicht verzichten. Zwei gute Stichwörter. Genuss und Verzicht können viel zu einem langen Leben beitragen. Erstaunlich, weil doch das Duo wie Plus und Minus daherkommt: Genuss, Daumen rauf, Verzicht, Daumen runter im Ranking der beliebten Tätigkeiten des Menschen.

Nun sind wir bei den zehn goldenen Regeln der Vorsorge. Jeder einzelne Punkt trägt dazu bei, Krankheiten zu verlangsamen oder gar nicht erst entstehen zu lassen. Halten wir sie noch einmal fest, unsere Tontafel der Top Ten des langen und gesunden Lebens, und gehen wir dann ins Detail.

Ausreichend bewegen
Richtig ernähren
Genügend schlafen
Stress vermeiden
Natur nutzen
Dankbarkeit üben
Menschen mögen
Gerne genießen
Richtig verzichten
Glücklich leben

1. Ausreichend bewegen
Es ist mit Abstand die goldenste aller Regeln. Nur ungesunde Ernährung, die auch oft als Selbstmord in Häppchen angesehen wird, kommt ganz knapp heran. Bewegung ist der Motor, der uns das Rennen namens Leben durchhalten lässt.

Die Weltgesundheitsorganisation (WHO) hat einmal 10.000 Schritte pro Tag für ein ausreichendes Pensum an Bewegung vorgegeben. Mittlerweile hat sich herumgesprochen, dass 8.000 auch reichen. Aber wenn man gleich 8.000 sagt, dann machen die Leute nur 6.000. Sagt man 10.000, kommen sie auf die 8.000 Schritte.

Mit der jüngsten ihrer Vorgaben ist die WHO von Schritten auf Minuten umgeschwenkt: Mindestens 150 Minuten Bewegung mittlerer Intensität pro Woche sollen es sein. Das wäre flottes Gehen, Tanzen, Radfahren oder Wandern. Ob dann auch hier vielleicht schon 120 Minuten reichen, sei dahingestellt. Einfach nur ein bisschen aktiver werden. Und zwei, drei Stunden Aktivität in der Woche könnte man sich schon wert sein. Außer man hat das *British Journal of Sports Medicine* gelesen, das eine Metastudie der Universität Cambridge veröffentlichte, die auswies, dass schon 75 Minuten der Gesundheit förderlich sind. Das ist sogar nur die Hälfte des WHO-Vorschlags.

Studienautor Dr. Soren Brage und sein Team überprüften dabei Ergebnisse aus 196 anderen Arbeiten zum Thema. Das ist mit den Daten von insgesamt mehr als 30 Millionen Testpersonen die bisher umfangreichste Analyse über Bewegung und das Risiko für chronische Erkrankungen. Weiters kam das Forscherteam zu dem Schluss, dass es zu vielen Todesfällen gar nicht gekommen wäre, hätten die Menschen, die an den Studien teilgenommen haben, sich entsprechend bewegt.

Im Grunde geht es nur um den ersten Schritt. Der ist die eigentliche Challenge. Überhaupt einmal anzufangen, ist die größte Hürde, gefolgt von vielen etwas kleineren in den nächsten paar Wochen. Wer sich vor den ersten drei Monaten fürchtet, in denen sich eine Gewohnheit in uns verankern lässt, kann sich von weiteren Studien beruhigen lassen, denn schon nach vier Wochen spürt man leise Benefits. Allein durch simples Spazierengehen verbessert sich die Durchblutung der Muskeln und im Gehirn. Damit steigt auch die Lernfähigkeit. Körperliche Aktivität ist damit die beste Demenz-, Alzheimer- oder Parkinson-Prävention. Das Herz-Kreislauf-System kommt in Schwung, und die Nieren schalten einen Gang hinauf.

Nach sechs Wochen beginnen sogar die Muskeln, die im Alter schrumpfen, wieder zu wachsen.

Dass die Spaziergänge nach acht Wochen den Fettgehalt der Leber um 30 Prozent reduzieren, ist den meisten Menschen mit Leberverfettung gar nicht bekannt.

Im Gegensatz dazu hat man vielleicht einmal läuten hören, dass sich unsere Ängste vor Bewegung fürchten. Allerdings glauben die meisten, die darunter leiden, dass man ihnen schon davonlaufen muss, um sie loszuwerden. Wahr ist viel mehr: Man kann sie auch im Gehen abhängen. Das Risiko einer Angsterkrankung wird jedenfalls deutlich kleiner, wenn man es täglich einmal unter den Arm nimmt und es auf den eigenen zwei Beinen durch den nächsten Park trägt.

2020 untersuchte man in einer Studie mögliche neuroprotektive Mechanismen körperlicher Betätigung bei Neurodegeneration, wie das im Fachjargon heißt, und stellte fest, dass unser mentaler Zustand, die allgemeine Gesundheit und unser Wohlbefinden von mehr Bewegung profitieren, weil eine ganze Menge Mechanismen auf zellulärer und molekularer Ebene durch die Aktivität angeregt werden.

Bei chronischen Schmerzen kann eine Bewegungstherapie sogar besser helfen als Medikamente. Das kleine Wunder ist dem Serotonin und den Endorphinen zu danken, die mit Bewegung gern mittanzen. Erhöht sich der Spiegel dieser sogenannten Glückshormone, vertreibt das den Schmerz. Bewegung wird oft als Alternative zur medikamentösen Therapie eingesetzt.

2. Richtig ernähren

Die Menschen in Mitteleuropa sind zu dick. Die WHO weist in einer Studie von 2022 zwei Drittel aller Erwachsenen, genau sind es 59 Prozent, als übergewichtig oder fettleibig aus. Zu 54 Prozent trifft es Frauen, bei Männern sind es sogar 63 Prozent. Es sind also zwei von drei Menschen, die so viele Kilos am Leib haben, dass es ihrer Gesundheit entweder schon schadet oder mit einiger Wahrscheinlichkeit in Zukunft schaden wird.

Knochenbau oder Gene kann man als Ausrede dafür vergessen. Die meisten Übergewichtigen ernähren sich einfach falsch. Sie essen zu süß und zu salzig, sie essen zu viel, und sie essen ständig. Und das sind auch genau die ersten Ansatzpunkte der Vorsorge: weniger Zucker, weniger Salz, weniger oft und generell weniger.

Diese Umstellung der Ernährungsgewohnheiten bringt mehr als wir uns vorstellen. Gefüttert mit den x-ten Wunderdiäten, die wöchentlich aus den Zeitschriften und dem Fernsehen »Iss dich schlank!« herausschreien und die sozialen Medienkanäle verstopfen, verlernen wir völlig, wie essen eigentlich geht. Es ist nicht viel, was man sich dazu zu merken hat. Zwei Punkte einzuhalten, genügt schon, um einmal Ordnung in die eigene Verdauung zu bringen.

Verwenden Sie saisonale und regionale Lebensmittel:

Alles, was zur jeweiligen Jahreszeit und in der Nähe wächst, ist gute Kost. Zwei Drittel Gemüse, ein bisschen Obst, um nicht zu viel Fruchtzucker zu erwischen, und ein Drittel Fleisch oder Fisch, sofern Sie nicht Vegetarier oder Veganer sind. Grundsätzlich empfehlen Ernährungsexperten, sich an der mediterranen Küche zu orientieren. Wobei damit nicht Pizza und Pasta gemeint sind, die ohnehin überwiegend in den USA gegessen werden.

Zu Gemüse und Obst gehören in der Mittelmeerkost vor allem Vollkornprodukte, Hülsenfrüchte, Knollenfrüchte, Fisch, Meeresfrüchte und Nüsse. Rotes Fleisch wie Rind und Schwein, Milchprodukte und Eier kommen nur gelegentlich vor. Man hält sich lieber an Geflügel und Lamm und verwendet Olivenöl statt Butter. Raffinierter Zucker und Weizenmehl sind, wenn es nach den Italienern, Griechen, Südfranzosen, Spaniern, Nordafrikanern und Israelis geht, eine völlig sinnlose Erfindung. Mediziner haben die mediterrane Kost zur gesündesten Ernährung der Welt gekürt, mit der man am besten langfristig abnimmt oder schlank bleibt. Essen Sie regelmäßig Mahlzeiten, allein oder in bester Gesellschaft:

Essen Sie nicht zwischendurch, nebenher oder zwischen Tür und Angel. Bereiten Sie sich Ihr Essen selbst zu und behandeln Sie sich als Ihren eigenen Gast. Setzen Sie sich an einen Tisch, an dem auf keinen Fall Ihr Computer oder sonstige Arbeitsunterlagen liegen. Essen Sie allein in Ruhe oder in Gesellschaft von Menschen, die Sie mögen. Essen Sie langsam und genießen Sie es. Hören Sie auf Ihren Körper, er sagt Ihnen, wann Sie satt sind. Genauer gesagt, ist es das Leptin, das das Sättigungsgefühl bestimmt. Es wird im Fettgewebe produziert und von der Fettmasse im Körper reguliert. Es reagiert also nicht auf die Menge oder Zusammensetzung der Mahlzeiten an sich. Es richtet sich nach dem Fettgewebe. Je mehr davon vorhanden ist, desto mehr Leptin wird ins Blut ausgeschüttet, um die Nahrungsaufnahme zu begrenzen. Sein Gegenspieler ist das Stoffwechselhormon Ghrelin, das seine Zeit vor allem damit verbringt, »Hunger!« zu brüllen, weshalb es auch das Heißhunger-Hormon genannt wird. Seine Stimme zu überhören, ist eine Kunst, die Ihnen das Leben sehr viel leichter macht.

Übrigens: Bewegung ist auch gut für die Verdauung. Und nicht nur, um Kalorien wieder loszuwerden. Das regelmäßige, leichte Training aktiviert die Bakterien in unserem Darm. Es ist ein segensreicher Kreislauf: Ein aktiver Mensch ernährt sich automatisch gesünder, und gesunde Nahrung verdirbt dem Mikrobiom die Lust auf essbaren Schrott.

Im Grunde ist es aber auch egal, woher das überschüssige Gewicht kommt, wenn es schon einmal da ist. Denn dann ist es seine Bestimmung, im Körper das Teufelchen zu spielen. Fettleibigkeit steigert das Risiko von Herz-Kreislauf- und damit auch von demenziellen Erkrankungen. Durch das schlechte Fett werden die Gefäße im Körper schlimm geschädigt.

Deshalb beginnt die Vorsorge am besten im Säuglingsalter. Ja, es ist nie zu früh, sich um ein langes Leben zu kümmern. Und einfacher als zu dieser Zeit wird Prävention nie wieder. Denn alles, was das Baby zu sich nimmt, bekommt es von seiner Mutter. Im Grunde beginnt Vorsorge schon im Mutterleib. Sie wird uns praktisch frei Bauch serviert.

Man bräuchte nicht unbedingt eine Studie, um zu wissen, dass Frauen sich gesünder ernähren als Männer, dazu genügt die reine Beobachtung im eigenen Umfeld. Trotzdem hat es die Tufts University in Boston in einer Untersuchung 2022 festgeschrieben: Frauen achten mehr darauf, was sie zu sich nehmen, vor allem in der Schwangerschaft und in der Stillzeit, viele auch danach.

Dieses Danach ist im Hinblick auf die Vorsorge, die wir dann irgendwann selbst übernehmen müssen, entscheidend. Es stellt die ersten Weichen in die richtige Richtung oder in die falsche. Was wir in der Kindheit lernen, prägt uns ein Leben lang. Dafür sorgt die Epigenetik, insbesondere in den Phasen, in denen wir für Prägungen am anfälligsten sind: in den ersten Lebensjahren und später in der Pubertät.

Das Kind wird später essen, was daheim auf den Tisch gekommen ist. In dieser Entwicklungsphase werden Ernährungsgewohnheiten besonders beeinflusst. Gibt es oft Braten, wird sich das Kind eher zum Fleischtiger entwickeln. Eine rein vegane Ernährung ist für Kinder, deren Körper jede Menge Energie benötigten, weniger empfehlenswert. Bei Mischkost bekommt es alles, was es in dieser Zeit braucht. Gesunde Abwechslung auf dem Teller und die Neugier, alles zu kosten. Wer das als Kind lernt, hat es später leichter, sich zwischen Leberkäsesemmel und Vollkornweckerl zu entscheiden.

Unser Essen hat sich im Laufe der Generationen verändert. Die Zeiten, in denen es nur einmal in der Woche Fleisch gab, sind lange vorbei. Auf zu viel davon ist unser Verdauungssystem aber nicht eingerichtet.

Der Überfluss am Nahrungsangebot hat uns gierig gemacht. Essen ist in der westlichen Welt da, immer und überall. Der Futtertrog Supermarkt ist prall gefüllt, allerdings nicht mit dem, was uns bekommt. Die Nahrungsmittelindustrie hat mit viel verstecktem Zucker und Salz sowas wie Junkies aus uns gemacht. Denn unser Organismus belohnt immer noch das, was seit seinen Anfängen gut für ihn war: Zucker für mehr Energie und Salz, weil wir dem Salzwasser entstammen. Beides ist nach wie vor wichtig für den Körper, aber nicht in diesen Mengen. Trotzdem reagiert unser Belohnungssystem auf jede Überdosis davon immer noch mit reichlich Dopamin. Dagegen anzukommen, ist ein Pferdefuß der Vorsorge, es macht sie einfach verdammt schwer.

Eine kleine Geschichte entführt uns nach Dänemark, besser gesagt nach Grönland, das zum dänischen Territorialgebiet gehörte. Die Bevölkerung Grönlands hat einen asiatischen Stamm, die heutigen Inuit kamen aus Asien, als es noch eine Eisbrücke zwischen Russland und Alaska gab. Sie lebten jahrhundertelang vom Fischfang und dem, was der karge Boden des Landes hergab. Im 20. Jahrhundert beschloss die Regierung Dänemarks, die Grönländer zu unterstützen, und schickte ihnen Jahrzehnte lang gut haltbare Lebensmittel. Die Folgen waren gravierend. Denn auf einmal litten die Inuit an Herz- und Stoffwechselerkrankungen, die sie vorher überhaupt nicht gekannt hatten. Im Gegenteil, sie waren eher dafür berühmt, vor solchen Zivilisationskrankheiten gefeit zu sein. Und plötzlich überholten sie mit steigenden Diabeteszahlen sogar die europäischen Dänen.

Anfang der 2000er-Jahre beleuchtete eine Studie den genetischen Hintergrund. Die Ergebnisse waren verblüffend. Inuit besitzen eine Mutation eines Gens, das es ihnen ermöglicht, Fett besser zu verarbeiten als die Europäer. Dafür sind sie deutlich ineffizienter im Umgang mit Kohlehydraten und Zucker. Genau davon strotzten die Nahrungsmittel, die die dänische Regierung nach Grönland schickte. Für Zentraleuropäer ganz normal, für Inuit unverdaulich.

Geografie und Biologie vertragen sich nicht immer so gut wie die mediterrane Kost mit uns.

3. Gesund schlafen

Es war ein Spruch in der Babyboomer-Generation: Schlafen können wir, wenn wir alt sind, zum Beispiel nächste Woche. Viele von denen, die heute in Pension gehen, haben ihr Arbeitsleben begonnen, als gäbe es kein Morgen, übrigens auch das so ein präsenter Spruch, nach dem damals oft gelebt wurde. Schlaf war zu der Zeit nichts, was einem bei der Eroberung der Welt hinderlich sein sollte. Ausruhen, so hatte man das Gefühl, wurde total überschätzt. Man stürzte sich in seinen Job, warf sich ins Getümmel der Spaßgesellschaft und nannte das Ganze das Leben. Dass es irgendwann einen Ablauf haben würde, wusste man, klar war es einem aber nicht. Man verglich die Gesundheit leichthin mit einer Kreditkarte, von der man abbuchte, als wäre sie schwarz oder platingrau. Irgendwann geht nichts mehr, sagte man sich fröhlich, weil man insgeheim sicher war, dass das bloß ein Mythos war. In der Spaßgesellschaft war Vorsorge eine Spaßbremse.

Heute wird immer mehr Arbeit in kürzerer Zeit gefordert und dazu Erreichbarkeit rund um die Uhr. Freiwillig, geschweige denn lustvoll, wie man sich das früher einredete, ist daran nichts.

Egal in welcher Ära, welcher Generation, welcher Lebenseinstellung, welchen Rahmenbedingungen und welchen Notwendigkeiten, die biologischen Grenzen des Menschen bleiben unverändert. Zu viel Leistung und zu wenig Ruhe ist Stress für den Körper, sich für den Erfolg zu verausgaben, nicht unbedingt die beste Strategie. Untersuchungen aus den USA konnten sogar zeigen, dass gute Schläfer eher befördert werden. Beruflich erfolgreiche Menschen scheinen also ausgeschlafener zu sein.

Schlafforscher rechnen mit durchschnittlich sechs bis acht Ruhestunden pro Nacht, die man braucht, um den Anforderungen des nächsten Tages gewachsen zu sein. Herr und Frau Österreicher schlafen übrigens mehrheitlich zwischen 23.00 und 6.15 Uhr. Der Schlaf ist, wie bei allen anderen, nicht immer gleich tief und fest. Wir erleben in der Nacht verschiedene Schlafphasen und kommen sogar mehrmals in einen wachähnlichen Zustand.

Teilweise ist das genetisch vorbestimmt. Napoleon zum Beispiel kam mit vier Stunden Schlaf aus, während Albert Einstein elf Stunden brauchte, um fit zu sein. Die Forscher wären mit dem Mathematik-Genie zufriedener gewesen. Sie vermuten, dass in Europa durchschnittlich um zwei Stunden pro Nacht zu wenig geschlafen wird.

Für die Gesundheit ist das eine Katastrophe. Aus vielen Untersuchungen weiß man in der Medizin, dass zu wenig Schlaf das Risiko für Übergewicht und Diabetes dramatisch erhöht.

Eine neuseeländische Studie bei Kindern zeigte, dass jede tägliche zusätzliche Stunde Schlaf das Körpergewicht um ein Kilo verringerte. Durch ausreichend Schlaf konnte bei den Kindern das Risiko von Fettleibigkeit im Erwachsenenalter um 61 Prozent gesenkt werden. Schlank im Schlaf ist also kein leerer Slogan.

Uns abends aufzuregen, in die Nacht hineinzuarbeiten oder uns spät irgendwelchen Konfrontationen stellen zu müssen, ist, als trudelten wir von der Reisehöhe in einem Flugzeug herunter. Die Stresshormone sinken dabei nicht mit ab, sie bleiben weiterhin da oben. Mit so einem Spitzenwert im Spiegel der Stresshormone lässt es sich ausgesprochen schlecht einschlafen, immerhin sind sie ja dazu da, den Körper in Alarmbereitschaft zu versetzen. Prinzipiell eine tolle Erfindung der Natur, ohne die wir nicht überlebt hätten. Heute in diesem Zustand ins Bett zu gehen, wäre dasselbe, als hätte einer unserer Vorfahren neben dem Säbelzahntiger ein Nickerchen machen wollen.

Die wissenschaftlichen Nachweise für die Wichtigkeit von Schlaf für die Gesundheit mehren sich. Schlechter Schlaf erhöht das Risiko für Herz-Kreislauf-Erkrankungen und Diabetes und er macht Unfälle wahrscheinlicher. Die Aussicht auf Depressionen wächst und die Fettleibigkeit nimmt zu. Alles Nachrichten, die uns gleich sehr müde machen sollten.

Dabei ist Schlaf das, was uns am meisten aufblühen lässt. Wann immer wir die Augen schließen, fallen wir in eine Art Jungbrunnen. Dass nur die Nächte zum Schlafen da sind, ist nicht gesagt. Sie sind zwar die Zeit, in der wir unbedingt schlafen sollten, aber bei dem Stress, den unsere schnelle Zeit ständig produziert, ist jede Ruhephase gut für den Körper.

Der Grund sind die Wachstumshormone, die nicht zufällig auch Anti-Aging-Hormone genannt werden. Den Großteil davon bilden wir im Schlaf, und das nicht nur in den Lebenszeiten, in denen wir wachsen. Diese Hormone wirken im gesamten Körper und in jedem Alter. Sie sind da, um die Zellen zu regenerieren.

Ein Mangel an Wachstumshormonen hat unattraktive Auswirkungen. Die Muskelmasse nimmt ab, der Rest nimmt zu, weil sich die Körperfettmasse erhöht. Es drohen Osteoporose und Herz-Kreislauf-Erkrankungen, die Haut verdünnt sich und altert schneller.

Immer wieder wird diskutiert, ob unsere Großmütter recht hatten, und der Schlaf vor Mitternacht wirklich der gesündeste ist. Mal heißt es, nein, die Uhrzeit spiele keine Rolle; mal heißt es, der Schlaf zwischen 22:00 und 00:00 sei am erholsamsten. Doch eigentlich ist es keine Streitfrage, es gibt ein überzeugendes Argument für den Zapfenstreich ab zehn: Zwischen zehn Uhr und Mitternacht sinkt das Stresshormon Cortisol am stärksten. Ab drei Uhr nachts steigt der Cortisol-Spiegel wieder an, um uns für den nächsten Tag fit zu machen. Wenn wir nach Mitternacht schlafen gehen, nehmen wir uns selbst den Erholungseffekt.

Dafür in der Früh länger auszuschlafen, bringt wenig, Schlaf kann man nicht nachholen. Untertags befindet sich der Körper sozusagen in einer anderen Zeitzone. Es herrscht Wachzustand, und den muss der Organismus hormonell hochfahren.

Der Mensch ist verbunden mit dem Hell-Dunkel-Rhythmus auf der Erde, man nennt diesen Einklang Chronobiologie. Forschungsarbeiten aus den USA interessierten sich auch für den Zusammenhang zwischen der Beleuchtung in Großstädten und Übergewicht. Tatsächlich kam heraus, dass die Menschen, die in Stadtvierteln mit viel nächtlichem Licht wohnten, am häufigsten übergewichtig waren.

Nach welchem Rhythmus wir leben, bestimmt unser circadianer Rhythmus. Ob wir Morgenmenschen oder Nachteulen sind, ist dabei keine genetische Festlegung, sondern Gewohnheit. Die Lerchen unter uns profitieren jedenfalls etwas mehr. Sie erleben die Sonne in der Früh, die auf den Körper wie eine Art Lichtdiät wirkt. Die Morgensonne hat eine kürzere Wellenlänge als Tageslicht und daher den größten Einfluss auf unseren 24-Stunden-Rhythmus. Das frühe Licht beeinflusst die Sättigungshormone, den Insulinhaushalt und die Melatonin-Bildung am stärksten. Es aktiviert den Metabolismus.

Eine amerikanische Studie ergab bei Menschen, die regelmäßig Morgensonne abbekamen, einen deutlich niedrigeren Body-Mass-Index als bei Testpersonen, die erst später am Tag in die Sonne gingen. Morgensonne senkt den Appetit und das

Körperfett. Ganz schön ausgeschlafen, die Natur.

Schauen wir dem Schlaf einmal beim Arbeiten zu. Im Einschlafstadium, dem Übergang vom Wachzustand zum Schlaf, ist das Bewusstsein noch aktiv. Wir denken über dies oder das nach, die Muskeln zucken noch, wir sind leicht aufzuschrecken. Es ist eine nicht unkreative Phase, oft fliegen uns gute Ideen oder Lösungen von Problemen zu. Nach etwa 20 Minuten dösen wir weg, die Muskulatur entspannt sich, das Bewusstsein ist nur mehr teilweise aktiv, wir sind nicht mehr schreckhaft, aber noch relativ rasch zu wecken.

Ein paar Minuten später beginnt der Tiefschlaf, aus dem uns so schnell nichts herausholt. Jetzt hat der Körper Zeit zur Zellteilung, zum Ausbessern von Gewebsschäden und für Reparaturmechanismen. Die Regeneration, die im Schlaf stattfindet, ist ein gigantisches Unternehmen, perfekt konzipiert, präzise durchgeführt.

Die Schlafphase danach unterscheidet sich völlig von allen anderen. Der REM-Schlaf, *rapid eye movements*, ist zum Träumen da. Manche Erlebnisse und Eindrücke des Tages verarbeiten wir, andere vergessen wir einfach. Träume können dazu dienen, Gelerntes besser zu verankern, Verhalten zu prägen oder Unnützes zu löschen, um wieder Freiraum für neue Wahrnehmungen und Erlebnisse zu schaffen.

Pro Nacht durchleben wir vier bis sechs solcher Schlafzyklen. Ab dem dritten, ungefähr drei Stunden nach dem Einschlafen, ändert sich der Rhythmus. Der Tiefschlaf wird kürzer, die Zeit, in der wir träumen, länger.

Jeder fünfte Zyklus ist von Störungen betroffen. Das Spektrum der Schlafstörungen ist beachtlich, es umfasst mehr als 80 Krankheitsbilder. Zu den häufigsten Schlafstörungen gehören massive Einschlafprobleme, die psychische oder physische Anspannung auslösen; der Fachausdruck dafür lautet: erlernte Schlaflosigkeit. Sehr häufig sind auch die Schlafapnoe mit ihren Atemaussetzern, das Restless-Legs-Syndrom RLS, eine pathologische Müdigkeit namens Insomnie und die Hypersomnie, das krankhaft erhöhte Schlafbedürfnis. Schlaflosigkeit fliegt nicht einfach von irgendwo daher, dahinter stecken oft andere Erkrankungen wie etwa Depression, Angsterkrankung oder Demenz.

Gesunder Schlaf ist lebensnotwendig. Schläft man hin und wieder schlecht, ist das noch kein Malheur. Ist man wochenlang tagsüber müde und zu kaum etwas fähig, trägt man die Schlaflosigkeit besser zum Arzt.

Um die Schlafqualität zu verbessern, haben wir eine kleine Checklist zusammengestellt:

Regelmäßigkeit. Auch innerhalb von gesunden Bettzeiten hat jeder Mensch seinen Rhythmus. Erholsam ist es, den auch am Wochenende einzuhalten.

Schlafklima. Das Schlafzimmer sollte nicht geheizt und gut belüftet sein. Am besten schläft man bei 16 bis 18 Grad, Ruhe und Dunkelheit.

Bett. Betten sind zum Schlafen da und für die Liebe. Essen, Fernsehen, sogar Lesen sind dagegen Aktivitäten und stören die Ruhephasen.

Matratze. Im Bett verbringen wir ein Drittel unseres Lebens, und das erstaunlich rege. 40- bis 60-mal verändern wir unsere Körperhaltung pro Nacht. Eine zu harte Unterlage zwingt den Körper zu mehr Haltungswechseln als nötig. Zu weiche Betten verlangen uns beim Umdrehen zu viel Kraft ab.

Sport. Zwischen Anstrengung und Nachtruhe sollten vier Stunden liegen. Spaziergänge dagegen helfen, uns zu entspannen.

Alkohol & Co. Alkohol, Nikotin, Kaffee und schweres Essen vertreiben den Schlaf und machen ihn, wenn er endlich da ist, unruhig. Gönnen Sie dem Körper vier Stunden vor dem Schlafengehen Pause davon.

Stress & Sorgen. Nehmen Sie keine belastenden Gedanken mit ins Bett. Schreiben Sie sie auf, damit haben Sie sie für den nächsten Tag notiert und eine Chance auf eine grübelfreie Nacht.

4. Stress vermeiden
Es ist so ein feindliches Wort geworden: Stress. Dabei war es ursprünglich ein hilfreicher Zustand, etwa so sinnvoll wie die Angst, um die Gefahren, denen der Mensch seit Jahrtausenden ausgesetzt war, zu überleben.

Wenn wir gestresst sind, schüttet unser Organismus Adrenalin aus und schreit damit alles zusammen, was wir zur Abwehr in uns haben. Die Herzschlagrate erhöht sich, der Blutdruck steigt, damit die Organe besser durchblutet werden und wir mehr Leistung bringen können. Das Stresshormon Cortisol ist in seinem Element. Diese Vorgänge hat die Natur so eingeführt, um es uns zu ermöglichen, in einer Gefahrensituation nicht zur Statue zu erstarren, die sich reglos dem Übermächtigen ergibt, sondern alle unsere Kräfte zu mobilisieren, um der Gefahr entgegenzutreten, sie abzuwehren oder ihr zu entkommen. Es hat funktioniert. Der Säbelzahntiger ist nicht mehr da, wir schon.

In der heutigen Zeit steht uns also kein Untier mit langen Zähnen gegenüber. Um uns zu stressen, haben wir jetzt den Alltag. Der ist nicht mit solch sofortiger Wirkung tödlich wie der Säbelzahn des Tigers. Er hält uns mit unerbittlicher Regelmäßigkeit in seinen Fängen und knabbert uns langsam zu Tode.

Schauen wir uns seine hinterhältige Methode einen Tag lang an: Im Job ist eine dem Körper angemessene Geschwindigkeit kaum mehr als Schneckentempo. So gesehen war der Säbelzahntiger eine gesunde Erscheinung. Er trieb uns nicht acht Stunden am Tag vor sich her. Er tauchte alle heiligen Zeiten einmal auf, brachte uns auf Hochtouren, und wenn wir die Begegnung überlebten, ging alles wieder seinen gemächlicheren Gang. So etwas kennen wir gar nicht mehr. Wir stehen ständig unter Strom.

Nach einem stressigen Acht-Stunden-Tag gehen wir in den Feierabend. Zumindest reden wir uns das gut ein. In Wahrheit wechseln wir nur in einen anderen Stressmodus. Privatleben ist aus der Sicht des Stresses nichts anderes als getarnte Arbeit. Der Job besteht dann darin, alles zu besorgen, was wir zu der Idee eines entspannten Lebens brauchen könnten. Wir sind also ständig dabei, uns auf eine Zeit des Ausruhens vorzubereiten, ohne tatsächlich jemals in diesen Genuss zu kommen.

Die meisten von uns hetzen nach Dienstschluss in den Supermarkt und andere Läden, wo wir etwas einkaufen, was wir dringend brauchen. Wir bewegen uns dabei in Autos, die immer mehr PS haben, obwohl die weder irgendwo zum Einsatz kommen dürfen noch können. Wir ärgern uns über all die anderen, die dasselbe machen wie wir, und uns damit daran hindern, endlich zu Hause die Beine hochzulegen. Wozu wir aber dann nicht die Zeit haben, weil daheim erst recht die Hausarbeit wartet, samt Kindern, Hunden, Katzen und was wir noch alles haben, das zu einem schönen Leben gehört.

Die anderen im selben Haushalt haben dieselben stressigen Acht-Stunden-Tage hinter sich, obwohl wir das natürlich nie ganz glauben, weil sich der eigene Stress auf jeden Fall stressiger anfühlt als der der anderen. Oft genug kommt es darüber zum Streit, der den Stress auf einen noch höheren Level bugsiert.

Dass darüber alles liegenbleibt, was wir uns für den Abend vorgenommen haben, stresst uns frisch wieder. Wir erledigen, so viel wir können, und fallen auf einem Cortisol-Level der Sonderklasse ins Bett, um schlecht genug zu schlafen, dass der ganze Zinnober tags darauf genauso weitergehen kann, bis wir am Wochenende endlich so weit sind, uns in den Freizeit- und Erlebnisstress zu werfen. Heißa, halleluja, das Leben ist ein Hit.

Fanden Sie diese Zeilen etwas stressig? Sind Sie leicht atemlos von der Lektüre? Hat Sie sie an etwas erinnert, womöglich an das Leben, das Sie tagtäglich führen? Beruhigen Sie sich gerade damit, dass das doch wohl überspitzt ist? Bleibt trotzdem ein leichtes Unbehagen, das Sie genau dort sticht, wo es einmal weh tun könnte?

Dann haben wir einen winzigen, aber effektiven Rat für Sie: Vergessen Sie das Wort *dringend*. Es ist der Begriff, der sich in unserem Alltag am meisten vordrängt. Alles ist dringend, wenn nicht sogar *asap*. Fragen Sie sich einmal einen Tag lang, was wirklich *dringend* ist, ob wirklich alles *as soon as possible* erledigt werden muss. Und vor allem: Was passiert, wenn nicht?

Am besten überlegen Sie sich das, während Sie sich bewegen. Dann profitieren Sie auch noch doppelt. Denn Bewegung senkt den Stressfaktor. Sport reduziert den Cortisol-Level. Dadurch wird Stressresistenz aufgebaut. Im Gehirn wird die Substanz BDNF, *brain-derived neurotrophic factor*, ausgeschüttet. Das führt unter anderem dazu, dass im Hippocampus neue Zellen gebildet werden. Und das bewirkt wiederum eine höhere Resilienz gegen Cortisol, den biochemischen Prozess von Stress und den emotionalen Stress. Auf diese Art kann generell eine bessere psychische Hygiene erreicht werden.

Eine andere Art, dem Stress zu entkommen, ist, sich kurzfristig einmal gar nicht zu bewegen. Komplett abzuschalten. Meditation ist ein Beitrag zur Vorsorge, die bei körperlichen und geistigen Erkrankungen, wie etwa Depressionen, helfen kann. Das Wort meditieren kommt aus dem Lateinischen und steht für nachsinnen oder nachdenken. Wobei das etwas irreführend ist, weil es kein Grübeln sein soll, im Gegenteil. Der Geist soll beruhigt und gesammelt werden. Das kann auf zweierlei Arten geschehen: mit der aktiven und der passiven Meditation. Die aktive Variante arbeitet mit Bewegung, Klängen oder gezieltem Atmen. Das baut Blockaden ab, angestaute Gefühle werden aufgebrochen, die Energie wird wieder ins Fließen gebracht. Neulinge steigen vielleicht mit dieser Technik ein, die aktive Variante ermöglicht einen leichteren Zugang zur hohen Kunst der Meditation.

Sie könnten mit der Kundalini-Schüttelmeditation beginnen, bei der Sie stehen und Ihren Körper zur Musik so richtig ausschütteln.

Bei der Nataraj-Meditationstechnik können Sie zu Musik tanzen, frei und wie es Ihnen gefällt. Sich ganz auf die Musik einzulassen, bringt am meisten. Die Klänge arbeiten in Ihnen wie von selbst.

Für die Nadabrahma-Meditation brauchen Sie Ihre Stimmbänder. Sie fußt auf der tibetischen Heilmethode des Summens. Es geht darum, eine halbe Stunde lang so laut wie möglich den Ton zu halten. Die Wirkung auf den Körper ist erstaunlich. So wie die Gesänge auf dem Berg Athos oder das bekannte Om der indischen Meditation bringt es alles in uns zum Vibrieren. Nach kurzer Zeit sind wir Teil einer anderen Schwingung.

Die dynamische Meditation ist etwas für alle, die sich mit dem ruhigen Sitzen schwertun. Hier funktioniert das Loslassen über atmen, schreien und tanzen.

In der klassischen passiven Meditation nehmen Sie auf einer Yogamatte Platz und begeben sich auf die Reise zu den vier Ebenen der Entspannung. Auf der ersten Ebene gehen Sie in Ihren Körper hinein. Auf der zweiten ein wenig tiefer in den Verstand. Ist der einigermaßen beruhigt, widmen Sie sich Ihrem Herzen. Auf der vierten Ebene dringen Sie zum innersten Kern des Seins vor.

Wenn Sie Yoga, Qi Gong oder Tai Chi als Komplizen gegen den Stress bevorzugen, nur zu. Selbst mit autogenem Training, bei dem es um die Beeinflussung des vegetativen Nervensystems geht, können Sie Stress gut auf Distanz halten und auf den parasympathischen Modus umschalten. Es lebe der Vagus!

Die Kombination von Bewegung des Körpers und Beruhigung des Geistes ist vermutlich die Art der Stressbekämpfung, die den meisten am leichtesten fällt. Stichwort: Geh-Meditation. Einen Fuß vor den anderen setzen, mehr ist da nicht dran. Und doch kommen Sie auf die Art nahe an die 8.000 Schritte der WHO oder sogar darüber hinaus. Nicht nachdenken, einfach gehen.

Ja, keine Frage, das hilft, aber es kostet Zeit, und wir hätten in unserer Art des schnellen Lebens am liebsten auch in der Entspannung eine Turbo-Methode. Power-Relaxen ist ein Widerspruch in sich, erfunden von Marketingabteilungen, die wissen, wie wörtlich man Verführung nehmen kann. Und doch gibt es ein paar Tipps, die ganz gut wirken bei viel Stress. Zwei Kostproben:

Mit warmem Wasser die Hände zu waschen, beruhigt den Parasympathikus, den sogenannten Ruhenerv, im Körper. Es holt uns nicht völlig aus dem Stress, aber unwillkürlich nehmen wir zumindest den Fuß etwas vom Gas.

Wo es geht, hilft ein kurzes Nickerchen. Für Power-Naps brauchen Sie kein Federbett, es genügt eine etwas bequemere Sitzgelegenheit. Zur Not können Sie sich in der Mittagspause an einen Baum im Park lehnen, so Sie einen in der Nähe haben. Vielleicht finden Sie aber einfach auch einen unbesetzten Meetingraum im Büro.

Wie sehr Meditation Ruhe in unser gestresstes System bringt, begreifen wir, wenn wir uns kurz ins Silicon Valley beamen. Dort werden Mitarbeiter vieler Unternehmen von Gurus in der Kunst des Meditierens und der Achtsamkeit unterrichtet. Gratis, wenn auch nicht selbstlos.

Wie leistungsfähig es macht, zwischendurch Pausen einzulegen, um vom Stresslevel runterzukommen, ist in vielen Studien erwiesen.

Interessant sind Meditationsübungen, die bei einer wissenschaftlichen Arbeit an der University of California dazu dienten, die Aufmerksamkeit länger aufrechtzuerhalten. Das Training brachte verblüffende Erkenntnisse: Ist die Aufmerksamkeit einmal geschult, hält das bis zu sieben Jahre an und verbessert sich auf Dauer bis ins hohe Alter.

5. Die Natur nutzen

Begleiten Sie uns kurz auf einer kleinen Reise. Einer Reise mit leichtem Gepäck, in dem nichts drinnen ist, was groß über das Nötigste hinausgeht. Die ganze Reisetasche ist kaum dicker als eine Geldtasche, was aber nichts macht, weil wir dort, wo wir jetzt hinfahren, kein Geld brauchen.

Die Ziele, die üblicherweise für so eine Reise zur Auswahl stehen, sind spartanisch. Manche träumen da zum Beispiel von einer Almhütte ohne Strom, einem Baumhaus im Nichts oder einer Trackingtour durch die Wüste. Wenn Sie jetzt nicken und denken, alles klar, es geht um Luxusverweigerung, dann liegen Sie nur zum Teil richtig. Luxus ja, und zwar den größten Luxus, den es gibt, nämlich Zeit. Verweigerung nein, denn Zeit gäbe es ja auch mit Strom.

Die ersten paar Reisetage brauchen wir, um in uns zu gehen. Wenn wir wieder herauskommen, sind unsere Köpfe leer und es ist Platz für neue Eindrücke. Die Rede ist von einer Art Ferien fürs Hirn, in der Idealversion dieser Reise würden wir es ganz zu Hause lassen. Wir brauchen es nicht, denn wir sind im Wald.

Der Wald ist die Umgebung, in der sich auch alle zu Hause fühlen können, die nicht unbedingt zu den Typen Mensch gehören, bei denen jeder gleich auf eine Sportverletzung tippt, wenn sie einmal hinken. Im Wald nimmt man die Beine gern in die Hand und damit irgendwie auch das eigene Leben. Hier erkennt man, dass die Bäume die Lebewesen unserer Erde sind, die stillstehen.

Der Wald ist ein Reservat der Vorsorge. Vielleicht, weil uns der Moosboden ein Gefühl der Leichtigkeit gibt, die uns Schritt für Schritt voranbringt, fast ohne, dass wir es merken. Irgendwann Anfang der 2000er-Jahre wurde aus den herrlichen Wäldern unseres Planeten ein seltsamer Trend, der medizinisch nachweisbar gesund ist: Waldbaden. Man kann es auch viel simpler sehen: mit der Natur gesundheitlich auf einen grünen

Zweig kommen. Die Japaner, von denen die Idee ausgeht, nennen das Waldbad Shinrin-yoku. Es wird als Naturheilmethode schon lange praktiziert und gehört mittlerweile sogar zur Gesundheitsvorsorge.

Waldspaziergänge sind naheliegend, geografisch wie präventiv. Dass man solche Ausflüge als Waldbad bezeichnet, deutet darauf hin, dass es um eine Form der Reinigung geht. In den Wald zu gehen, um dort zu baden, auch wenn es weit und breit keinen See gibt, ist jedenfalls ein ziemlich sauberes Konzept.

Sie stärken damit Ihr Immunsystem und senken Ihren Blutdruck. 30 Minuten pro Woche in einem Park oder Wald hat bei Teilnehmern einer Studie der Universität Queensland in Australien zu einem um zehn Prozent niedrigeren Blutdruck geführt. Bestechend ist die Erklärung dafür. Einige Studien weisen darauf hin, dass sich der Duft der Bäume beruhigend auf den Blutdruck auswirken könnte. Phytonzide würden unseren Kampf- und Flucht-Reflex unterdrücken, der den Körper stresst, und bringen damit Ruhe ins System.

Mithilfe der Natur drosseln Sie auch die Ausschüttung von Cortisol und Adrenalin. Sie senken den Blutzuckerspiegel. Sie üben einen positiven Einfluss auf Angststörungen und Depressionen aus. Sie aktivieren die sogenannten Killerzellen, die gegen Krebs und Viren ankämpfen. Insgesamt hat man in Studien festgestellt, dass die Zeit im Wald mehr Energie bringt, man sich insgesamt gesünder fühlt und mehr Sinn im Leben sieht.

Gleich ganz im Grünen zu wohnen, ist offenbar auch die beste Medizin. An vier finnischen Universitäten zeigte eine Studie, wie wichtig bepflanzte Areale für unsere Psyche sind. Die Untersuchung, bei der 6.000 Antworten von Bewohnern von Helsinki, Espoo und Vantaa analysiert wurden, erschien im Fachmagazin *Occupational & Environmental Medicine*. Die Testpersonen wurden befragt, wie oft sie Parks, Gärten oder Wälder besuchten und wie oft sie aus dem Fenster ins Grüne schauten. Dazu erhob man, welche Medikamente sie regelmäßig einnahmen.

Die Teilnehmer, die drei- oder viermal in der Woche hinaus in die Natur gingen, brauchten um 33 Prozent weniger Medikamente für ihre psychische Gesundheit, 36 Prozent weniger Mittel gegen Bluthochdruck und 26 Prozent weniger Asthma-Präparate.

Der bloße Blick ins Grüne hatte dagegen keine positiven Auswirkungen auf die körperliche Gesundheit. Wer nicht hinausging, sondern nur aus dem Fenster sah, sparte keine Medikamente ein.

6. Dankbarkeit üben

Dankbarkeit ist eine der wichtigsten, aber am meisten unterschätzte Ressource für unsere Gesundheit. Gemeint ist jetzt nicht die bloße zwischenmenschliche Anerkennung für erhaltene Hilfe, sondern eine komplexe Emotion, die lange Zeit kaum, im Zusammenhang mit Gesundheit selten und im Hinblick auf Krankheit so gut wie gar nicht untersucht wurde. Man wusste, dass mit der Dankbarkeit Gefühle wie Glück oder Zufriedenheit verbunden sind. Und dass es diese Gefühle sind, die uns in die Lage versetzen, das, was uns im Leben widerfährt, zu beachten, zu schätzen und zu würdigen. Und das war's dann auch schon für lange Zeit.

Landläufig gilt Dankbarkeit nach wie vor als moralisch gesättigtes oder religiöses Gefühl. Dass es auch eine wertvolle Ressource im medizinischen und psychologischen Kontext ist, musste sich erst durchsprechen. In der Zwischenzeit gibt es zahlreiche Befunde, die die Dankbarkeit umfassend zu einer Förderin des gesundheitlichen Wohlbefindens machen.

Es war ein gewisser Robert Emmons, der an der University of California Anfang des Jahrtausends begann, sich mit der Dankbarkeit auseinanderzusetzen. Schon mit seinen ersten Versuchen musste sich der Professor der Psychologie belächeln lassen. Dankbarkeit und Wohlbefinden waren keine wissenschaftlichen Begriffe, eine Korrelation zwischen den beiden nichts, was medizinisch Lorbeeren gebracht hätte. Man täuschte sich. Emmons' Studie stellte klar, wie dankbar wir für die Dankbarkeit sein sollten.

Die Studie lief in drei Gruppen ab. In der ersten schrieben die Testpersonen täglich auf, wofür sie dankbar waren; in der zweiten hielten sie fest, was schieflief, in der dritten Gruppe war man neutral und bewertete den Tag gar nicht. Ja, es waren die Teilnehmer der ersten Gruppe, die nach zehn Wochen optimistischer waren, mehr Freude am Leben hatten, aktiver waren und mehr Sport trieben. Was sie in ihrem Alltag abhaken konnten, waren Schmerzen im Bauch und im Kopf, sie waren weniger oft schwindelig und verspannt.

Natürlich war die Fachwelt Emmons nicht allzu dankbar für seine Erkenntnisse, aber die Erforschung der Dankbarkeit fand weitere Interessenten. Etwa den Psychologen Alex Wood, der herausfand, dass dankbare Menschen seltener unter depressiven Verstimmungen und Stress leiden, sie haben weniger oft Angstsymptome oder Phobien und geringere Probleme mit der Abhängigkeit von Nikotin, Drogen und Alkohol. Sie bieten weniger Angriffsfläche für Neid, Ärger und Ablehnung, selbst die Rate der Suizidversuche ist kleiner. Das Immunsystem war stärker, der Blutdruck handzahm und der Pulsschlag ruhiger. Die Dankbarkeit hatte sich positiv auf die gesamte psychische Gesundheit ausgewirkt. Was so eine Verbesserung dann fürs Selbstbewusstsein und für die Zufriedenheit im Leben tut, ist in der Vorsorge ein Grund, den Hut zu ziehen.

Versuche wie diese machen aus den Ritualen, die uns aus der Esoterik bekannt sind, patente Möglichkeiten, uns rundum wohler zu fühlen. Sich jeden Abend für drei Dinge, Ereignisse, Gefühle oder Menschen zu bedanken oder jeden Morgen mit dem Gefühl der Dankbarkeit für den neuen Tag aufzuwachen, und was einem sonst noch in die Richtung einfällt, sind auf jeden Fall gute Rezepte. Übrigens gibt es Studien, in denen Dankbarkeitstagebücher für etwas zu viel des Guten gesehen werden. Ein Eintrag einmal die Woche hat sich als effektivste Schreib-Therapie herausgestellt.

Selbst bei chronisch Kranken zeigt sich die Dankbarkeit von ihrer besten Seite. Herzinsuffizienz hat sich bei Patienten, die ein Dankbarkeitsjournal führten, nicht weiter verschlechtert. Die Erkenntnis stammt aus einer Studie des Psychosomatikers Paul Mills, der dafür das Zusammenspiel der Dankbarkeit mit dem Nervus vagus, einem Komplizen des Parasympathikus, verantwortlich sieht. Die Nerven, die in unserem Ruhesystem den Ton angeben, wirken gegen chronischen Stress, und zwar mit Erfolg.

Es ist eine wirksame Umwegrentabilität, auf die wir da zusätzlich zählen können. Denn Dankbarkeit stärkt Bindungen, woraus ein soziales Netz entstehen kann, das einen in schwierigen Zeiten auffängt und begleitet. Dankbare Menschen tun sich leichter damit, andere um Hilfe zu bitten und suchen die Schuld für alles und jedes nicht immer nur bei sich. Wie schwer Schuld wiegen kann, ist in der Medizin kein Geheimnis.

In diesem Sinne: Danke, dass Sie diese Zeilen gelesen haben.

7. Menschen mögen

In Großbritannien gibt es laut der British Beer & Pub Association 46.350 Pubs, Stand 2021. Pubs sind keine Vorzeige-Locations im Sinne der Gesundheitsprävention, es wird Bier getrunken und das gegessen, was Briten eben so essen. Und doch sind diese Lokale sowas wie Präventionstreffs, denn man trinkt und isst gemeinsam, schimpft auf die Regierungen und schüttet sich gegenseitig das Herz aus. Trotzdem gibt in Umfragen jeder fünfte Brite an, sich einsam zu fühlen. Anfang des Jahrhunderts waren es übrigens noch 60.800 Pubs.

Die britische Regierung reagierte mit einer weltweit einzigartigen Maßnahme. Seit 2019 dürfen Hausärzte ihren Patienten nicht nur Medikamente verschreiben, sondern sie auch ins Pub schicken oder auch in einen Töpferkurs, einen Kirchenchor oder einen Kegelverein. Kurz: Sie dürfen Sozialkontakte verschreiben, Freunde auf Rezept.

Soziale Kontakte sind das Lebenselixier schlechthin. Alles, was neue Freundschaften fördert, ist gesund und eine der vergnüglichsten Investitionen für ein hohes Alter. Freunde erhöhen laut Studien die Lebenserwartung um ansehnliche 22 Prozent. Andersherum: 74 Prozent beträgt das Risiko, mit noch nicht einmal 70 zu sterben, wenn wir von der Lebensmitte an unsere Tage isoliert verbringen.

Einsamkeit schadet dem Körper so wie 15 Zigaretten pro Tag. Ein toxischer Zustand für das Gemeinschaftswesen Mensch. Medizinisch haben wir es dabei mit chronischem Stress zu tun. Dazu kommen die üblichen Verdächtigen, allen voran Bluthochdruck und Herz-Kreislauf-Erkrankungen, gefolgt von Rückenschmerzen, Übergewicht, Schlafstörungen, Depressionen und einem angeschlagenen Immunsystem. Und nach einer Krankheit erholt man sich weit langsamer.

Freunde senken den Stresslevel massiv. An der Universität Freiburg konnte man sogar eine klare Botschaft herausfiltern: Wer zehn Minuten mit seinem besten Freund verbringt, ist eine Stunde vor Stress geschützt.

Enge Bindungen stehen auf psychischer Ebene auf Platz eins der goldenen Vorsorgeregeln. Von guten Sozialkontakten geht jede Menge Motivation für einen gesunden Lebensstil aus. Allein nimmt man Gabel und Messer in die Hand, einen Tennisschläger vermutlich nicht. Gut eingebettet zu sein in einen stabilen Freundeskreis gilt in der Wissenschaft als Voraussetzung Nummer eins für ein gesundes, langes Leben. Nicht zu rauchen, kommt erst auf Platz drei. Erst im Alter gesellig zu werden, ist schwierig. Nicht nur, weil wir den Mangel an Beziehungen nicht mehr aufholen können. Versäumen wir es im Leben, uns mit anderen zusammenzutun, ist der gemeinsame Zug Richtung Alters-WG abgefahren. Wir wüssten gar nicht mehr, wie das geht. Freundschaften zu schließen, ist eine Kunst, die wir früh lernen, nämlich schon als Dreijährige. Wobei es in ganz jungen Jahren genügt, wenn bloß jemand mit uns spielt oder seine Süßigkeiten mit uns teilt. Andererseits empfinden wir Freunde aus Kindergarten oder Schule, die mit uns Jahrzehnte lang Schritt halten können, so ziemlich als einen der größten menschlichen Glücksfälle. Niemand kennt uns so gut wie ein Freund, eine Freundin, die sämtliche unserer Jugendsünden miterlebt hat.

Mit Mitte Zwanzig sind wir am besten darin, Menschen um uns zu scharen. Wissenschaftler an der Universität Kansas haben sich dafür interessiert, wie lange es dauert, eine Freundschaft zu festigen. Nach 40 bis 60 Stunden hat sich eine unverbindliche Freundschaft gebildet, nach 80 bis 100 Stunden wächst sie zur echten Freundschaft. Wirklich gut befreundet ist man erst nach 200 Stunden, also umgerechnet nach acht Tagen, die natürlich selten am Stück stattfinden.

Sieben Jahre später sieht die Sache wieder anders aus. Soziologen an der Universität Utrecht fanden heraus, dass dann der Freundeskreis auf die Hälfte schrumpft. Die gute Nachricht: Es kommen ebenso viele neue dazu. Und wir reden da von wirklichen Freunden, mit denen wir Höchstpersönliches besprechen, die wir im Notfall anrufen oder unangekündigt bei ihnen hereinplatzen. Sozialkontakte sind gesünder als frisches Gemüse. Je mehr Zeit wir mit engen Freunden verbringen, desto glücklicher fühlen wir uns. Sofern wir nicht zu intelligent sind. 2016 berichtete der *Spiegel* über eine Studie der Evolutionspsychologen Saroshi Kanazawa und Norman Li, die im *British Journal of Psychology* veröffentlicht wurde. Dieser Studie zufolge würden sich Menschen mit hohem Intelligenzquotienten mit einem großen Freundeskreis traurig fühlen. Den Grund sehen sie darin, dass sich unser Gehirn evolutionstechnisch nicht allzu sehr weiterentwickelt hat. Wozu unsere Denkmaschinen ursprünglich einmal gedacht waren, passt nun nicht mehr zu der Art, wie wir heute leben.

Damals war es sinnvoll, sich in kleinen Gemeinschaften zu organisieren, mit viel Kontakt zu langjährigen Freunden. Wir leben in einer Bevölkerungsdichte und vor allem in den Städten in einer ganz anderen Beziehungsarmut.

Intelligente Menschen könnten, so Kanazawa und Li, mit dieser Diskrepanz zwischen einst und jetzt einfach besser umgehen. Die Befragten waren in ihrer Studie allerdings im Alter zwischen 18 und 29, ältere Menschen hätten vielleicht andere Angaben gemacht. Zweifelsfrei ist der Zusammenhang zwischen Intelligenz und Freundschaft also nicht. Obwohl Glücksforscherin Carol Graham mit einer Erklärung assistiert: Intelligente Menschen arbeiteten auf längerfristige Ziele hin, viel Zeit für Freunde bliebe ihnen da ohnehin nicht, und das mache sie unzufrieden. Wobei wir wieder beim Wesentlichen wären: Freunde machen uns alle glücklich. Zu diesem Ergebnis kam auch eine aktuelle Harvard-Studie.

Über 600 Frauen und Männer haben über mehrere Jahre hinweg Fragen in Bezug auf ihr eigenes Leben beantwortet. Die Forscher Robert Waldinger und Marc Schulz werteten diesen enormen Datenpool aus.

Das Ergebnis: Glücklichsein ist letztendlich die Liebe, die sich auf Partnerschaften wie Freundschaften beziehen kann. Für die Mehrheit der Teilnehmer waren aufrichtige Beziehungen viel wichtiger als finanzielle Absicherung oder Anerkennung im Beruf.

8. Gerne genießen

Genuss ist ein Wort, das die Werbung getötet hat. PR-Texter scheinen ohne diesen Begriff ihren Beruf nicht ausüben zu können. Was aus ihrer Feder an Genuss aufs Papier fließt, ist nicht die Art Wohlbehagen und Freude, von der wir hier reden. Aber sie sind nicht die einzigen, die sich am Genuss vergreifen. Lange vor ihnen hat das auch die Erziehung versucht. Mit Erfolg, denn Genuss scheint für sich allein kaum zu existieren, er kommt oft genug nur als Belohnung vor.

Zuerst die Arbeit, dann der Genuss. So wurden viele von uns erzogen. Genuss haben wir uns zu verdienen. Erst den Müll runtertragen, dann ein Eis. Erst das Zimmer aufgeräumt, dann ein Videospiel. Und so geht das weiter im Leben. Erst das Konzept fertig machen, dann ein Glas Wein. Erst die Dachreparatur abzahlen, dann an ein neues Auto denken.

Mit schlechtem Gewissen zu genießen, ist kein Genuss. Aus der Studie *Die Unfähigkeit zu genießen – die Deutschen und der Genuss* von 2012 wissen wir, dass 81 Prozent der Deutschen Genuss nur dann vollständig auskosten können, wenn sie vorher eine Leistung erbracht haben, die es wert ist, belohnt zu werden. Interessant, denn gleichzeitig geht der Trend Richtung genussvoller Lebensweise mit erfüllender Bedürfnisbefriedigung. Das Resultat ist ein Genuss-Druck, der das Genüssliche sofort wieder ad absurdum führt.

Genuss ist ein wichtiger Bestandteil unseres Seins und eng verbunden mit körperlicher und seelischer Gesundheit. Wer zu wenig genießt, vergibt wertvolle Momente des Glücks und der Freude im Leben. Ja, so pathetisch kann man das sehen. Tu deinem Leib etwas Gutes, damit deine Seele Lust hat, darin zu wohnen. So hat es Teresa von Ávila gesehen, Spaniens Schutzheilige und die erste Frau in der Geschichte, die es zur Kirchenlehrerin geschafft hat.

Machen wir einen kleinen Sprung vom Kastilien des 16. Jahrhunderts ins Köln der Jetztzeit. Dort hat das Marktforschungsinstitut Rheingold erhoben, dass es 46 Prozent der Deutschen immer weniger gelingt, einfach zu genießen. Es falle ihnen zunehmend schwerer, ein Gefühl des tiefen Wohlbefindens zu erleben. Über all dem Leistungsdruck bleibe die Lebensfreude auf der Strecke.

Zugegeben, auch wir Ärzte sind nicht ganz unschuldig daran, Genuss im Sinne der Gesundheit zu minimieren, manchmal kommt man um Verbote nicht herum. Aber fällt auch das unter Genuss, was uns schädlich ist? Einem Raucher Zigaretten zu verbieten, ist bei neunzehn von zwanzig Glimmstängeln keine Frage des Genusses, außer der einen, die man genüsslich, vielleicht nach dem Essen raucht.

Auch an sich Gesundes kann ungesund werden, wenn man es ohne Freude macht. Jede Kalorie zu zählen, macht das Leben oft schwerer als leichter. Erstaunlich war die Begegnung mit einer jungen Frau, die ihr mehr als gesundes Essen, das sie sich selbst nach wissenschaftlichen Erkenntnissen zusammengestellt hat, aufs Gramm genau abwiegt, darüber Mahlzeit für Mahlzeit penibel Buch führt und täglich noch drei Stunden für Training und Bewegung aufbringt. Bravo, müssten wir als Ärzte dazu sagen, aber das Klatschen fällt etwas lahm aus. Studien belegen, dass es speziell der jüngeren Generation zunehmend schwerer fällt, die Dinge zu genießen.

Genussforscher kamen jedenfalls längst zu einem eindeutigen Befund: Wer genießt, lebt gesünder. Genießer sind mit sich und ihrer Umwelt zufriedener und haben eine positive Lebenseinstellung.

Genuss ist die Fähigkeit, mit allen Sinnen bewusst wahrzunehmen und daraus positive Emotionen abzuleiten. Allein die Definition verdirbt einem schon den Genuss. Aber keine Sorge, Genuss kann man lernen, dafür gibt es sogar eigene Genusstrainer. Das oberste Gebot dabei ist, sich den Genuss überhaupt einmal zu erlauben. Man kann natürlich jetzt weit in Glaubenssätze und selbstauferlegte Genussverbote eindringen, aber allein die Reizüberflutung, der wir ausgesetzt sind, ist schon genussfeindlich genug.

Der Genussspezialist im Körper ist das limbische System. Dort sammeln sich die Eindrücke zur Verarbeitung von Gefühlen und Trieben und werden mit Erinnerungen abgeglichen. Trifft sich dabei etwas, das gute Gefühle auslöst, bekommt das Dopamin sein Go, uns glücklich zu machen. Gute Gefühle stellen sich allerdings auch ein, wenn der Genuss weniger gesundheitsförderlich ist. Dort ist dann die Abzweigung in die Sucht nicht weit. Genuss kann auch Freude an der Sünde sein. Konstantin Wecker weiß darüber ganz gut Bescheid. Sein Expertenrat: »Gönnen Sie sich was, aber ganz bewusst, denn wer nicht genießt, ist ungenießbar.«

Vielleicht noch ein paar kleine Tipps, die Sie genießen können, wenn Ihnen danach ist:

Genuss braucht Zeit. Haben Sie verlernt, sich auf Genuss einzulassen, vergessen Sie die Eile. Suchen Sie sich jeden Tag kleine genüssliche Momente, ganz für sich allein.

Genuss braucht unsere innere Erlaubnis. Betrachten Sie Genuss nicht als gestohlenes Gut, das Sie verbergen müssen. Unseren medizinischen Segen haben Sie jedenfalls.

Genuss ist nichts für nebenbei. Konzentrieren Sie sich auf alles, was sie genießen. Selbst Beethoven wird zur Liftmusik, wenn Sie ihn hören, während Sie im Internet stöbern. Multitasking ist auch beim Genießen unmöglich.

Genuss ist keine Frage der Quantität, sondern der Qualität. Wir brauchen nie viel zum Genuss, weder an Zeit noch an Menge. Genussmomente bestehen aus einer Winzigkeit des Besten, das Sie für das Beste halten.

Genuss wird vom Körper bestimmt. Er ist Ihr bester Ratgeber. Hören Sie auf ihn, vertrauen Sie ihm.

Genuss ist ein Erfahrungsschatz. Um Genüssliches zu entdecken, brauchen Sie Ihre Neugier. Trial and error. Ausprobieren und Verwerfen. Was übrigbleibt, ist ein Genuss.

Genuss ist alltäglich. Warten Sie nicht auf ihn, nehmen Sie ihn an, wo und wann immer er sich zeigt. Er braucht keine großen Anlässe, er überrascht uns gern.

9. Richtig verzichten

»Wir mäßigen uns maßlos«, schreibt der Philosoph Robert Pfaller in seinem Buch *Wofür es sich lohnt, zu leben* Für ihn ist die Mäßigung das Krankheitssymptom unserer Epoche. Uns scheint es lieber zu sein, alles Lebenswerte wegzulassen, um möglichst lange zu leben, als uns zu fragen, was denn das Lebenswerte an unserem Dasein ist. Pfallers Buch ist ein Plädoyer für den Genuss, den auch wir gerade so aus dem Sumpf gezogen haben.

Und doch ist der Verzicht nicht nur das Gegenteil von Genuss. Er ist auch eine Möglichkeit, sich das Genießen wieder aneignen zu können, vielleicht sogar die wichtigste. Enthaltsamkeit befeuert die Genussfähigkeit. Was wir uns länger vorenthalten, hat gute Chancen, umso mehr genossen zu werden.

Es ist auch keine Überraschung, dass die Kunst des Verzichtens gerade in der jungen Generation wieder verstärkt aufkommt. 55 Prozent der jüngeren Befragten der Kölner Rheingold-Umfrage halten sich für mehr oder weniger genussunfähig. Da ist es nicht allzu weit zum Phänomen des Minimalismus. Ballast abwerfen, um sich mit möglichst wenig zu belasten, das ist der Kern der minimalistischen Lebensweise.

Da ist was dran in unserer Konsumgesellschaft. Wobei sich dieser Lebensstil nicht nur auf zu viele Dinge, sondern auch auf anderen Überfluss bezieht, der uns zu viel ist. Kleiderschrank ausmisten ist zwar das Bild, das uns das Schlagwort vor Augen führt, aber wir können uns genauso gut einen entrümpelten Kopf vorstellen. Verzicht auf alles, was wir nicht brauchen, ist die Botschaft, und das reicht von E-Mails bis Energieräuber im Freundeskreis. Ziel ist mehr Gelassenheit, mehr Zufriedenheit.

Überlegenswert ist die Entrümpelung der Kommunikation und die Fragen, die sich dahinter auftun. Sind alle unsere Gespräche zielführend, angenehm, bereichernd? Muss überhaupt immer alles gesagt werden? Kann man auch auf Worte verzichten? Man kann, man nennt das Schweigen. Wir sind immer erreichbar, ständig ansprechbar, haben stets den Mund offen. Schweigen ist keine sehr verbreitete Fähigkeit in Zeiten von Social Media und Smartphones. Von den 16.000 Wörtern, die wir pro Tag sprechen, sind vermutlich nicht alle wirklich nötig. Bei Frauen sind es übrigens 16.215, bei Männern 15.669. Schweigen ist eine Sprache, die nur wenige beherrschen und schenkt eine ganz eigene Energie.

Laut Duden umfasst der deutsche Wortschatz der Alltagssprache 500.000 Wörter, und einen Tag lang keines davon zu verwenden, ist so gut wie unmöglich. Obwohl wir im Afrika vor 200.000 Jahren genau so angefangen haben, bis dahin hatten sich die Menschen mit Gesten und Lauten verständigt. In den meisten Religionen ist das Schweigen verankert, weil es den Geist beruhigt und Gott näherbringt. Aus dem Blickwinkel der Medizin ist beides gesund.

Was, ebenfalls medizinisch betrachtet, dem Minimalismus entgegenspricht, ist die strikte Planung, die dazu notwendig ist. Um ständigen Verzicht zu leben, muss man ja der Spontaneität ziemlich abschwören. Damit aber knapst man auch dem Genuss und der Lebensfreude Terrain ab. Es ist ein schmaler Grat, der zwischen dem Zuviel und einem Zuwenig entlangführt. In dem einen Abgrund lauert die Gier, im anderen die Askese. Vielleicht ist die beste Form des Verzichts immer noch der alte Spruch unserer Großmütter: Die Dosis macht das Gift. Eigentlich stammt die Weisheit von Paracelsus und lautet vollständig: »Alle Dinge sind Gift, und nichts ist ohne Gift; allein die Dosis macht's, dass ein Ding kein Gift sei.«

Gestatten Sie einen gedanklichen Rösselsprung von Paracelsus zu Reinhold Messner. 2022 hat er ein Buch vorgelegt mit dem Titel *Sinnbilder – Verzicht als Inspiration für ein gelingendes Leben*. Er erzählt darin von seinem Schloss in Südtirol, wo er nur im Wohn- und Badezimmer eine Heizung hat, und es im Oktober »ziemlich frostig« wird. Für seine Frau Diane war das anfangs schwierig, aber sie gewöhnte sich schnell daran. Heute weiß sie ein heißes Bad ganz anders zu schätzen und verschwendet kein Wasser mehr, lässt es nicht einmal mehr beim Zähneputzen laufen. Und wenn es ziemlich frostig wird, sitzt sie auch einmal mit Schal und Mütze in ihrem Büro.

Verzicht ist für Messner ein Muss, und er muss freiwillig passieren. Aufgezwungen, von wem auch immer, ist er nicht zumutbar. Verzicht sei so negativ besetzt, sagt der Everest-Bezwinger, dabei könne er Lebensfreude generieren. Verzicht müsse als Selbstverständlichkeit wie auch als Notwendigkeit gesehen werden. Für ihn wäre der Verzicht der Schlüssel zum Erfolg gewesen. Dem ist nicht zu widersprechen. Mehr Verzicht, als ohne Sauerstoff auf den höchsten Berg der Welt zu steigen, gibt es nicht.

10. Ein glückliches Leben führen
Gut möglich, dass Sie jetzt denken: Ein glückliches Leben führen? Super Tipp, ab morgen mach ich das.

Gut möglich, dass Sie das nicht ganz ernst meinen. Aber wenn wir uns die Ironie einmal wegdenken, haben Sie recht. Ja, es ist der beste Tipp von allen, und genau, ab morgen werden Sie das auch machen.

Was bedeutet es, ein glückliches Leben zu führen? Was ist Glück? Und wie lässt es sich finden? Diese Fragen beschäftigen den Menschen seit Jahrtausenden. Wird man durch Glück ein ruhigeres, zufriedeneres und gesünderes Leben führen? Unzählige Publikationen zum Thema überschwemmen permanent die Ratgeber-Regale in Buchläden. Aktuell findet Google 18,7 Millionen Treffer bei der Suche nach Glück und Ratgeber. Da werden *Die Regeln des Glücks* vom Dalai Lama ebenso angezeigt wie Artikel, die mit *Glücklich sein: 4 Tipps aus der Glücksforschung* angepriesen werden. Glück ist heute eine heilversprechende Ersatzreligion.

Im *World Happiness Report*, einem Bericht, in dem die glücklichsten Menschen der Welt angeführt werden, belegen seit Jahren die Finnen Platz Nummer eins. Laut einer Studie der Weltgesundheitsorganisation WHO gibt es in diesem Land die drittsauberste Luft der Welt. Aber daran allein kann es nicht liegen, oder?

Auf der Website finnland.fi versucht man sich in weiteren Erklärungen. »Der wiederkehrende Erfolg Finnlands im *World Happiness Report* ist auf Faktoren zurückzuführen, die auch in anderen Berichten, Übersichten und internationalen Vergleichen eine Rolle spielen.

Laut verschiedenen Organisationen und Umfragen ist es das stabilste und am wenigsten korrupte Land der Welt und rangiert an erster Stelle bei Vergleichen zur verantwortungsvollen Staatsführung sowie der politischen und bürgerlichen Freiheiten. Es steht an zweiter Stelle bei der Pressefreiheit, an zweiter Stelle bei der Gleichstellung der Geschlechter, an dritter Stelle bei den Kinderrechten und an vierter Stelle bei der Bildung. Finnland führt den Index für nachhaltige Entwicklung und den Index für die Vereinbarkeit von Beruf und Privatleben an und belegt den dritten Platz im EU-Index für soziale Gerechtigkeit. Finnland ist auch das EU-Land, in dem die Menschen am meisten Vertrauen ineinander haben.«

Die exogenen Faktoren sind demnach nicht übel. Unter solchen äußeren Umständen kann man sich ein größeres Stück vom Glück schon vorstellen. Österreich rangiert in dem seit 2012 erscheinenden Report der UNO meist auf dem zehnten oder elften Platz. An sich ja auch nicht schlecht, immerhin werden Menschen in mehr als 130 Ländern befragt. Deutschland liegt 2023 auf Platz 16, die Schweiz ist achte in diesem Ranking.

Studien belegen, dass in den Ländern mit den glücklichsten Bewohnern eine bestimmte Genvariante besonders häufig vorkommt. Menschen von Nationalitäten, die gemeinhin als wenig optimistisch gelten, tragen dieses glücklich machende Erbgut dagegen seltener.

Um potenzielle Zufriedenheits-Gene zu finden, wertete das Team um Aysu Okbay von der Universität Amsterdam in einer

Studie, an der auch Forscher der Medizinischen Universität Graz teilnahmen, 59 Untersuchungen mit insgesamt 298.420 Testpersonen aus. Man suchte nach etwaigen Korrelationen zwischen einer positiven Grundeinstellung, einer subjektiv empfundenen Lebenszufriedenheit und bestimmten Genvarianten. Und es gab ihn, den deutlichen statistischen Zusammenhang. Insgesamt fanden die Wissenschaftler drei Glücklich-Macher-Varianten. Sie sollen sich vor allem im zentralen Nervensystem, in der Bauchspeicheldrüse und in den Nebennieren finden.

Wenn das Glück genetisch vorbestimmt ist, schaut es für die Glücks-Ratgeber schlecht aus. Ihre Tipps wie etwa »lächle immer« oder »bestimme einen Freundlichkeitstag in der Woche« können sie sich dann selber ins Regal stellen.

Die Hirnforschung sieht das Glück als denkbar an. Mit unseren 80 Milliarden Nervenzellen im Gehirn produzieren wir starke Gefühle von Neid und Eifersucht über die Liebe bis eben auch zum Glück. Sobald das Dopamin im Einsatz ist, ist das Glück nicht weit, und dieser hormonellen Belohnung sind wir, wenn wir sie einmal verspürt haben, ein Leben lang hinterher, so etwa die Kurzfassung, wie es der Neurologe Christof Kessler in seinem Buch *Glücksgefühle: Wie Glück im Gehirn entsteht und andere erstaunliche Erkenntnisse der Hirnforschung* erklärt. Dazu gäbe es dann auch den Zustand der inneren Zufriedenheit, der uns wiederum das Serotonin liefert, indem es die Hirnregionen, die für die emotionale Regulation und das Gleichgewicht der Gefühle verantwortlich sind, stimuliert und die Aggression hemmt. Die Vorstufe des Serotonins, das in vielen Nahrungsmitteln enthaltene Tryptophan, wirkt gegen Depressionen. Von dort kommt auch der gute Rat, dass Schokolade glücklich macht. Tut sie, ebenso wie Sojabohnen, Nüsse und Hühnereier, auch dort ist Tryptophan enthalten.

Kann es tatsächlich so einfach sein, das mit dem Glück? Ein bisschen Tryptophan macht uns weniger depri, und ein bisschen mehr Aktivität und weniger Junkfood lässt uns happy sein? Wir können unser Glück im eigenen Hirn suchen und finden dort gleich zwei Varianten? Die Neurologie sagt ja, und das bis ins hohe Alter. Glück lässt sich lernen wie eine Sprache, und da das Lernen auch in einem betagteren Hirn nie aufhört, haben wir das Glück, dass das auch für ein glückliches Leben gilt. Der Unterschied ist nur: Das Glück der Jüngeren besteht mehr aus Dopamin-gepushten Momenten des Glücks; im Alter wandelt es sich aufgrund geringerer Hormonausschüttung in eine friedlichere Grundzufriedenheit.

Trotzdem ist das Gehirn kein Garant für lebenslanges Glück. Der Denkapparat hat so seine Tücken bei dem Thema. Denn Denken kann auch unglücklich machen. Das Gedankenkarussell da oben hat schon auch seine boshaften Seiten. Was vor allem daran liegt, dass es nicht anzuhalten ist.

Der Mensch denkt immer. Und schon sind wir wieder bei der Meditation, die uns auch bei Punkt drei unserer goldenen Regeln der Vorsorge so gute Dienste leisten kann. Die Ruhelosigkeit des Gehirns, das auch ohne unser Zutun das Gestern verarbeitet und das Morgen plant, nennt man übrigens Default Network oder Stimulus-unabhängiges Netzwerk. Mal befeuert es unsere Kreativität, mal dämpft es unseren Gemütszustand.

Glück kann man also lernen. Anders gesagt: Der Mensch kann sich glücklicher machen, als er ist. Ein Segen, denn wir leben in einer Gesellschaft, die uns aufs Glücklichsein trimmt. Seit wir die sozialen Medien erfunden haben, stehen wir dahingehend noch mehr unter Druck.

Dabei ist der Mensch gar nicht dazu geschaffen, ununterbrochen happy zu sein. Wissenschaftlich gesehen, lässt unsere Biologie permanentes Glück überhaupt nicht zu. Auch das liegt letztlich am Dopamin. Schauen wir uns den Vorgang dieser Belohnung noch etwas detaillierter an. Tief im Gehirn befindet sich eine Ansammlung von Nervenzellen, die das Dopamin produzieren. Ein Teil davon aktiviert den sogenannten Nucleus accumbens, eine Nervenanhäufung, die daraufhin endogene Opioide oder Endorphin ausschüttet. Das ist es, was wir als eigentliche Glücksgefühle empfinden. Und was gleich darauf wieder weg ist. Ein flüchtiger Zustand, weil die Botenstoffe sehr schnell wieder abgebaut werden.

Der Nucleus accumbens wird allerdings nicht automatisch aktiviert, nur weil gerade etwas Positives passiert. Er reagiert nur, wenn etwas Positives passiert, auf das wir nicht gefasst sind. Das Dopamin-System springt an, wenn etwas besser ist, als erwartet. Deshalb macht Konsum nicht wirklich glücklich, man weiß ja meistens, was man kauft. Die Gewohnheit, die dabei entsteht und ständig einen neuen Kick fordert, nennt man die hedonistische Tretmühle.

Investieren Sie also in sich selbst: In etwas, das nicht nur von außen zu sehen, sondern vor allem innerlich zu spüren ist. Gönnen Sie sich Stille und Ruhe. Glück liegt nicht nur in Euphorie und Action, sondern auch im gelegentlichen Rückzug, in der Ruhe, der Meditation und im Besinnen auf sich selbst. Und vor allem: Glück hängt nicht von anderen ab. Vergleichen Sie sich deshalb auch nicht mit anderen. Es gibt keine objektive Messlatte für Glück.

Freuen Sie sich an kleinen Dingen. Das klingt derart abgedroschen, dass sogar das Dopamin beim Schreiben streikt. Und doch hilft der Tipp, auch er stammt aus der Neurologie. Die winzigen alltäglichen Erfolgserlebnisse sind für jeden etwas anderes. Die einen freuen sich, wenn der Rosenstock eine neue Blüte bekommt, die anderen, wenn der Hund aufs erste Kommando sitzt. Vielleicht kommen Sie sich ja in der nächsten Zeit auch auf die Schliche.

Es klappt, das gute Leben. Das leichte Leben. Allerdings kann es nicht schaden, hin und wieder abzuspecken, wenn die Hose spannt. Wie das klappt, verraten wir Ihnen im nächsten Kapitel. Das macht einen schlanken Fuß.

Kapitel 5
Was Sie schon immer übers Abnehmen wissen wollten: der Selbstversuch

Wenn ich mich kurz vorstellen darf: Ich heiße Herbert Janig, bin 74 Jahre alt, 1,74 Meter groß und 84 Kilo schwer. Manche werden jetzt möglicherweise die Luft einziehen und mich beneiden, weil ich allenfalls nur moderat übergewichtig zu nennen bin. Andere finden vielleicht, dass ich mich durchaus schon am falschen Ende des grünen Bereichs aufhalte und mich eher um die 75-Kilo-Marke einpendeln müsste. Naja, das, was man mit sich herumträgt, ist im Detail ja immer subjektiv.

Tatsache ist, dass mich meine paar Kilos zu viel doch etwas belasten. Ich weiß grundsätzlich, woher sie kommen, ich esse nicht nur alles, sondern auch viel und war bereits beim Arzt wegen Sodbrennen, Magendrücken und ähnlichen Beschwerden, die mir klargemacht haben, dass sie vermutlich mit meinen Ernährungsgewohnheiten zu tun haben. Deshalb will ich abnehmen.

Dabei will ich mich aber nicht von Ernährungsexperten anleiten, durch Programme zwingen oder meinen Tagesablauf abwürgen lassen. Nein, ich möchte schlicht und einfach aus eigenem Antrieb, auf mich allein gestellt, weniger essen. Vorerst durch Dinner-Cancelling, im Stil von 16/8. Also etwa um sieben Uhr frühstücken und spätestens um 15 Uhr zu Mittag essen.

Außerdem bin ich ein Anhänger ganz alter Weisheiten, zum Beispiel von Hippokrates. Der griechische Arzt hat den Fettleibigen schon vor 2400 Jahren ein »hartes Lager, viel Gehen, Laufen und Körperbewegung« empfohlen. Und Celsus, ein römischer Medizinschriftsteller, der vor gut 2000 Jahren gelebt hat, empfahl Beleibten »Muskelbewegung und Sonnenschein«.

Aus diesen Zutaten speist sich auch das deutsche Sprichwort: Drei Dinge sind gesund: Fülle nicht den Schlund, übe dich alle Stund', lauf nicht wie ein Hund.

Und schon fühle ich mich wieder ertappt. Ich fühle ein gewisses Unbehagen durch meine mangelnde Beweglichkeit. Jedes Mal, wenn ich mir die Schuhe zubinde, drückt es mir den Bauch zusammen, was nicht nur unmittelbar nach dem Essen sehr unangenehm ist. Sobald ich ein paar Stockwerke hinaufgehe, schnaufe ich unter den paar überflüssigen Kilos, die ich hochhieven muss. Die Hosen, die mir eben noch gepasst haben, kann ich nicht mehr ohne Gefahr von Atemnot anziehen.

Vor Kurzem habe ich über eine Studie gelesen, die einen starke Korrelation zwischen Übergewicht und höherer allgemeiner Sterblichkeit herstellt. Deutlich ausgeprägt sei die höhere Sterbeziffer schon bei Übergewichtigen und nicht erst bei Fettleibigen aller Grade. Ab einem Body-Mass-Index (BMI) von 25 wäre die Korrelation »strong and positive« und bei Männern höher als bei Frauen. Die Ergebnisse stammen nicht aus einer einzigen Arbeit, sondern aus einer Metastudie, die die Daten von 239 Untersuchungen weltweit mit mehr als zehn Millionen Personen aus Europa, Amerika, Australien und Asien ausgewertet hat.

2017 erschien eine andere Studie, die in den 25 Jahren von 1990 bis 2015 bei 68 Millionen Menschen den Zusammenhang zwischen einem hohen BMI und der Krankheitsbelastung analysiert.

Die Ergebnisse waren eindeutig. Übergewicht geht gehäuft mit chronischen Erkrankungen einher, einschließlich kardiovaskulärer Erkrankungen, Diabetes mellitus, chronischer Nierenerkrankungen, verschiedener Krebsarten und muskuloskelettaler Erkrankungen. Außerdem ließen sich ein gesteigertes Todesrisiko und DALYS, disability-adjusted life years, erkennen, was nichts anderes bezeichnet als die durch gesundheitliche Einschränkungen verlorenen Lebensjahre.

Mit diesen Aussichten auf dem Buckel, die mir blühen könnten, wenn ich mein Abnehm-Experiment nicht auf die Reihe kriegen würde, ging ich daran, mir sämtliche Esskapaden abzugewöhnen. Und ich führte penibel Buch darüber.

6. September 2022
Am Abend habe ich mich entschieden, ab sofort die 16/8-Regel einzuhalten, also zwischen der letzten Mahlzeit am Tag 16 Stunden bis zum Frühstück am kommenden Tag verstreichen zu lassen. Dinner-Cancelling, was für ein elegantes Wort für Magenknurren. Dass es ein Frühstück geben soll, finde ich angenehm und beruhigend. Aber ich weiß nicht, ob ich dieses Vorhaben durchhalten werde.

7. September
Irgendein Anrufer will von meiner Sekretärin meine Essgewohnheiten erfragen. Ich höre mit und werde zornig, so zornig, dass ich ihn anschreie, was ihn denn das angehe. Dann wache ich auf, es war nur ein Traum.

Am Vormittag habe ich mir Kaffee und einen Nussstrudel gegönnt. Kurz habe ich überlegt, ob ich das darf, aber ich bin mit mir übereingekommen, dass ich das jetzt ruhig essen kann, nach dem Mittagessen gibt's ohnehin nichts mehr.

Möchte gerne wissen, wie die Erfinder von »fröhliches Fasten« oder »Fasten leicht gemacht« damit umgegangen sind. Haben die alles selbst an sich ausprobiert oder nur an anderen? Meine Frau und ich waren am Nachmittag wandern. Dann, am Abend setzt sich meine Frau gemütlich zum Abendessen. NEIN! Darauf verzichte ich heute, auch wenn's schwerfällt. Aber, ein paar Weintrauben werde ich essen, das ist doch erlaubt. Oder?

8. September
Auf der Waage in der Früh: 83,3 Kilo. Die Nacht hat 700 Gramm von mir abgeknabbert. Ich habe das gut überstanden, ein ange-

nehmes Hungergefühl lässt Vorfreude auf das Frühstück aufkommen. Habe die morgendliche Atemübung intensiv erlebt. Es fühlt sich an, als wäre der Körper in Alarmbereitschaft, weil es sein könnte, Gewicht zu verlieren. Mittags gebackene Pilze, die wir gestern gefunden haben. Und dazu ein Bier.

15.30 Uhr: Mein letzter Kaffee – für heute. Irgendwann muss ich mir die theoretischen Konzepte zur Verhaltensänderung von James Prochazka zu Gemüte führen. Hindernisse gibt es nicht, Unstimmigkeiten kann man sich leicht wegdenken, keine Realität stellt sich dagegen. Das ist die Theorie, ein Bewegen im Verstandesraum. Aber in der gelebten Praxis tun sich jede Menge Hindernisse auf, die man vorher nicht einmal geahnt hat. Jetzt zeigen sie sich; es ist etwas anderes, sie im Kopf spazieren gehen zu lassen, als nur darüber zu lesen.

18.30 Uhr: Meine gewohnte Abendessenszeit. Nein, heroisch, ja, geradezu lustvoll verweigere ich das Essen, ein paar Weintrauben sind's dann aber doch geworden. Ein bisschen schwindelig ist mir schon. Ach, liebe Kollegen, die ihr so schöne Prognosen zur Verhaltensänderung beschreibt: Was ihr nicht mitteilt, sind die Emotionen, die bei einem Versuch wie dem Dinner-Cancelling hochkommen.

9. September

Gut geschlafen, Frühstück genossen, war aber gar nicht hungrig.

Bin gespannt, wie es weitergeht.

Heute haben wir auf dem Biomarkt eingekauft – viele gute Sachen.

Jetzt, am Abend, regt sich was. Hunger ist es nicht. Appetit? Oder gar Gier? Ich werde mir einen Tee machen, denke ich, und es kommt mir ziemlich klug vor.

Abends liege ich im Bett und lese. Durch das offene Fenster kommt eine Fledermaus geflogen und kreist minutenlang im Zimmer. Endlich lösche ich das Licht, damit sie wieder hinausfliegen kann. Schaue nach, was die Fledermaus als Krafttier bedeutet: Alle alten Ordnungen müssen aufgelöst und neue angestrebt werden. Wenn das kein Zeichen ist.

10. September

Dritter Tag und ein eigenartiges Bewusstsein: Der Körper scheint sich aufs abendliche Fasten eingestellt zu haben. Keine Hungerrevolution, gefasste Nahrungsaufnahme am Morgen. Ein retentives Gefühl ist dabei. Nichts Selbstverständliches, Fließendes. Bin neugierig, was da noch alles kommt.

Mittagessen um 14 Uhr. Ich versuche, langsam zu essen, um es vielleicht auch bewusster genießen zu können. Und gleichzeitig muss ich diese Erfahrung sofort aufschreiben, damit sie nicht verlorengeht. Wie viel mehr Arbeit so ein Weniger doch macht.

Heute hatten wir ein ganztägiges Zoom-Seminar. War emotional sehr anstrengend. Das Bedürfnis, etwa zu essen, ist aufgekommen. Ja, das wäre früher die Gelegenheit gewesen, ein Bier zu trinken und einen Happen zu sich zu nehmen – zur Beruhigung und zum Runterkommen. Heute verzichte ich darauf und trinke stattdessen viel Wasser.

11. September

Mir kommt vieles ins Bewusstsein, beispielsweise die Ernährungssituation in meiner Herkunftsfamilie in den ersten Nachkriegsjahren und den beginnenden Zeiten des Überflusses. Ich erinnere mich noch an die letzten Essensmarken, die man beim Greißler einlösen musste, oder auch an die Deka-genauen Vorgaben beim Einkauf. »Fünf Deka Edamer und zehn Deka Krakauer, bitte.« Das unvermeidliche »Darf's ein bisserl mehr sein?« gab es damals nicht. Das Essen, von der Mutter gekocht, war einfach und ausreichend. Wer zwischen den Mahlzeiten Hunger hatte, bekam ein Schmalzbrot. Fertigfraß gab es keinen, und wenn es Fleisch gab, mussten auch die Beilagen gegessen werden. Ich geb's zu: Nebenbei fallen mir alle möglichen

Umgehungshandlungen ein, um das abendliche Essen doch noch zu retten. Ich könnte meine Frau zu einem Überraschungsmenü einladen. Ansonsten habe ich den Eindruck, ich futtere zu Mittag mehr als sonst in mich hinein, im Bewusstsein, dass es jetzt für die nächsten 16 Stunden nichts mehr zu essen gibt.

12. September
Auf der Waage in der Früh: 81,5 Kilo.
 Fast zwei Kilo weniger in vier Tagen. Es sieht so aus, als ob das Ganze funktionieren würde. Zumindest kurzfristig. Doch die Fixierung auf die Gewichtsreduktion ist, so denke ich mir jetzt, einseitig und kurzsichtig. Weniger Kilos sind schon okay und vielleicht auch wichtig, selbst wenn mein Übergewicht nicht so gravierend ist. Aber noch wichtiger wäre doch die Dankbarkeit, im Wesentlichen gesund zu sein, genügend zum Essen zu haben und sich wohlzufühlen. Sollte das nicht im Vordergrund stehen?

13. September
So schnell geht das mit dem Abnehmen dann doch nicht. Der Körper hat sich offensichtlich auf eine geringere Nahrungsaufnahme umgestellt. Nach 15 Uhr nichts mehr zu essen, fühlt sich derzeit gut an, und die Hungergefühle in der Früh sind auch auszuhalten. Ich müsste nur überzeugt sein, dass ich mit einer geringeren Nahrungszufuhr nicht nur genauso gut auskommen, sondern auch damit zufrieden sein kann.
 Ich probiere verschiedene BMI-Rechner aus. Irgendwie frage ich mich, ob ich mir eigentlich wirklich Sorgen um mein Gewicht machen und es tatsächlich reduzieren muss? Der Ja, natürlich-Rechner von Billa sagt mir: »Ja, natürlich hast du dein Normalgewicht, es liegt im optimalen Bereich!« Die Apotheken-Umschau ist nicht so gnädig. Sie attestiert mir: »leichtes Übergewicht.

Besonders bei zusätzlichen Beschwerden wie Diabetes, Gelenks- oder Herz-Kreislauf-Problemen sollten Sie versuchen, abzunehmen«.

Der Rechner von einer Homepage namens foodspring berechnet meinen BMI mit denselben Eingangsdaten, aber mit dem Ergebnis 27. Man gibt mir eine Liste, in der ich damit knapp vor der roten Zone zu liegen komme und beurteilt meinen BMI mit »Präadipositas«. Das klingt nicht sehr verheißungsvoll und kommt der Einschätzung meiner geliebten Frau schon sehr nahe. Zugleich erhalte ich die Anregung, einen Bodycheck machen zu lassen.

Einen Versuch mache ich noch, nur so, aus Neugier. Der BMI-Rechner der Barmer Gesundheitskasse konstatiert mir einen Wert von 27,4, der nach den Kriterien der WHO wieder »Präadipositas« anzeigt. Die Barmer sagt mir, dass ich »ein schwach erhöhtes Risiko für Begleiterkrankungen« habe. Damit habe ich endlich den Beweis, dass es sich auszahlt, das Gewicht zu reduzieren.

Der Body-Mass-Index ist ungefähr so beliebt wie einfach zu berechnen. Die Formel BMI = kg/m^2 sagt allerdings nur aus, in welchem Verhältnis Körpergröße und Körpergewicht zueinanderstehen. Wo die Grenzen zu Untergewicht oder Übergewicht gezogen werden, ist Definitionssache. Tatsache ist, dass gesundheitliche Probleme ab einem BMI von rund 30 mit höherer Wahrscheinlichkeit auftreten.

Auf Kinder und Jugendliche oder bestimmte Sportler kann der BMI nicht angewendet werden. Aus einer Studie weiß man, dass Ausdauersportler, wie etwa Langstreckenläufer einen BMI von 20 bis 21 haben. Boxweltmeister Vitali Klitschko wiederum hatte ein Kampfgewicht von 112 Kilo bei einer Körpergröße von 2,01 Metern. Der BMI-Rechner der Apothekenrundschau stuft das als leichtes Übergewicht ein und empfiehlt ihm, er solle sich mit seinem Hausarzt besprechen und versuchen, doch bitte etwas abzunehmen.

Noch seltsamer sieht es bei Lukas Weißhaidinger aus, dem österreichischen Diskuswerfer, der bei den Olympischen Spielen 2021 in Tokio eine, wie die Presse es nannte, »historische Bronzemedaille« abräumte. Bei einer Körpergröße von 1,97 Meter bringt er 150 Kilo auf die Waage, womit er beim Ja, natürlich!-Rechner an die oberste Grenze der Tabelle stößt und Adipositas diagnostiziert bekommt. In einem recht dramatischen Appell rät man ihm, seine Ernährung umzustellen: Mit seinem BMI von 38,7 müsse er unbedingt etwas gegen sein Übergewicht tun, angefangen damit, mit seinem Hausarzt und seinem Apotheker zu sprechen. Nun, das wird er sicher nicht tun, denn die Muskelmasse, die sein Gewicht ausmacht, braucht er, um die Zwei-Kilo-Scheibe möglichst weit werfen zu können.

Kritik an der Anwendung des BMI gibt es auch wegen der Fettverteilung im Körper. Fett ist leichter als Muskelmasse. Wer also wenig Muskelmasse, dafür aber viel Fett mit sich trägt, was sich bei Männern am Bauch, bei Frauen an den Hüften zeigt, darf sich schon auf einen hohen BMI mit entsprechendem Risiko einstellen.

Die Frage, warum man bei so vielen unsicheren Faktoren am BMI festhält, obwohl es validere Methoden gibt, um das Risiko für Erkrankungen zu messen, liegt vermutlich daran, dass er so simpel zu berechnen ist und die WHO ihn als Indikator oder Warnsignal für Übergewicht und die damit verbundenen Erkrankungen empfiehlt. Diese Funktion erfüllt er allemal.

Lebensversicherungen verwenden ihn als schnell zu erhebenden und rationell zu verarbeitenden Index, der einen Eindruck des gesundheitlichen Zustandes ihrer Klienten vermittelt. Alternative individuelle medizinische Untersuchungen wären aufwendiger und teurer.

Eine BMI-Alternative ist der Broca-Index, eine Formel, die ebenfalls nicht allzu kompliziert ist. Das Normal- oder Sollgewicht ergibt sich aus Körpergröße in Zentimetern minus 100. Bei mir sind das 74. Was zehn Prozent über diesem Wert liegt, ist Übergewicht. Das Idealgewicht errechnet sich dann aus dem Normalgewicht minus zehn Prozent bei Männern, bei Frauen sind es 15 Prozent. In meinem Fall wären das 66,6 Kilo. Der Weg ist also noch weit.

Wer Zentimeter sympathischer findet als Kilos, hält sich an den Bauchumfang. Bei Männern liegt die schickliche Grenze bei 94 Zentimetern, Frauen sollten bis zu 80 messen. Bei mehr als 88 Zentimetern bei der Frau und 102 beim Mann ist das Risiko für Herz-Kreislauf-Erkrankungen erhöht.

Die Aussagekraft des Bauchumfangs soll noch größer sein als die Waist-Hip-Ratio, zu Deutsch der Taillen-Hüft-Quotient.

Der spiegelt das Verhältnis von Taille und Hüfte wider. Taillenumfang wird dabei durch Hüftumfang dividiert, das Verhältnis soll bei Männern kleiner als eins, bei Frauen kleiner als 0,85 sein.

Aus einem dicken Bauch kann man sogar eine Wissenschaft machen. Verteilt sich das Fett um die Körpermitte, nennt man das androide, viszerale oder abdominale Fettverteilung. Ganz uncharmant wird es auch als Stammfettsucht bezeichnet. Wichtig ist dabei nicht nur das Übergewicht, sondern vor allem die Art der Fettverteilung: Bei Apfeltypen, die viel Bauchfett haben, ist das Risiko für Bluthochdruck oder Herz-Kreislauf-Erkrankungen gegeben.

Und jetzt wird's etwas verzwickter: Wir sind beim sogenannten Ponderal-Index oder Rohrer-Index, dessen Formel mir in der Schule einigen Schrecken eingejagt hätte. Der PI ist gleich dem Gewicht in Kilogramm geteilt durch die dritte Potenz der Körpergröße. Das wären bei mir 15,94 und damit Übergewicht. Denn die Werte für Normalgewicht bei meiner Körpergröße liegen zwischen den PIs 11 und 14, also zwischen 58 und 74 Kilo. Na, bravo.

Ich erinnere mich, dass in meiner Kindheit, als es noch keine Badezimmerwaagen gab, an seltsamsten Orten Zeigerwaagen aufgestellt waren, etwa in Bahnhöfen. Wenn ich richtig in meinem Gedächtnis krame, war für eine Körpergröße von 174 Zentimetern ein Normalgewicht von 63 Kilo angegeben. Der Weg ist also noch viel weiter als gedacht.

14. September
Früh: 82,0 Kilo.
Hatte ich nicht schon 81,5?

15. September
Früh: 81,1 Kilo.
Habe begonnen, mich mit den Modellen der Veränderung des Gesundheitsverhaltens zu beschäftigen. Modelle und Konzepte sind schön, sie haben nur sehr bedingt oder nur am Rande etwas mit der subjektiv erlebten Wirklichkeit, mit der persönlichen Erfahrung des Betroffenen zu tun.

Ein Beispiel: Wir haben in der Schule die Funktionsweise des Ottomotors gelernt, einer »Maschine zur Umwandlung von Wärmeenergie in mechanische Energie«. Als Autofahrer stellt sich mir da die prinzipielle Frage: Was kann ich mit diesem Wissen der Funktionsweise des Ottomotors in der täglichen Fahrpraxis anfangen? Was hilft es mir, um je nach Bedarf schnell oder langsam, sicher und bequem an mein Ziel zu kommen? Nicht wirklich viel.

So wie diese Beschreibung des Ottomotors praktisch keinen Einfluss auf die Fahrpraxis hat, kann man sich auch den Einfluss der Konzepte zur Änderung des Gesundheitsverhaltens vorstellen.

Weder beschreiben noch ersetzen sie das, was man persönlich, subjektiv erlebt, wenn man eine Änderung in seinem Verhalten herbeizuführen versucht.

Eines der ältesten und bekanntesten Verhaltenskonzepte in Sachen Gesundheit ist das Health-Belief-Modell. Man fragte sich, warum Menschen es unterlassen, sich gesund zu verhalten, obwohl ihnen die schädlichen Wirkungen bestimmter

Verhaltensweisen bekannt sind. Kurz: Warum machen wir, was schlecht für uns ist?

Die Antwort fand man in den health beliefs, also den gesundheitsbezogenen Überzeugungen. Um ein bestimmtes Verhalten auszuführen, muss der Mensch eine Bedrohung durch eine Krankheit wahrnehmen, und er muss davon überzeugt sein, dass man diese Bedrohung mit einem bestimmten Verhalten auch abwenden kann. Also, sehr vereinfacht: Wir müssen erkennen, dass wir uns mit einem bestimmten Verhalten schaden; dass wir aus der langen Liste von Rauchen über Alkohol- und Drogenkonsum bis zu Schlafentzug, Überarbeitung und nicht zuletzt dem Übergewicht ein Gesundheitsrisiko eingehen. Wir müssen diese persönliche Verwundbarkeit so erfassen, dass wir den Ernst und die Konsequenzen der daraus entstehenden Erkrankung begreifen können. Und wir müssen von der Wirkung einer Verhaltensänderung überzeugt sein.

Es geht also darum, den möglichen Nutzen eines Gesundheitsverhaltens gegen die Hindernisse abzuwägen, die sich bei der Umsetzung des neuen Verhaltens in den Weg stellen. Anders gesagt: Ein Mensch wird dann ein Vorsorgeverhalten an den Tag legen, wenn die subjektive Einschätzung des Nutzens die entstehenden Kosten oder Aufwendungen und Anstrengungen übersteigt.

An dieser Stelle überfällt mich der Drang zu essen. Ich unterscheide den Essensdrang von Hunger und von Gier. Es braucht auch gar nicht lange, um mir klar zu werden, woher dieser Drang kommt. Eben habe ich ein Projektkonzept bearbeitet, das ich auf seine Machbarkeit hin zu beurteilen hatte. Ich spüre eine Aufregung in mir. Von mir wird die Entscheidung verlangt, die erfahrungsgemäß Einfluss auf mehrere Personen hat. Essen, sagt etwas in mir, sollte mich jetzt beruhigen, Essen rein, Bier nachfüllen und Deckel des Vergessens drauf. Dann ist alles okay.

Heute ist der erste Abend seit Beginn meines 16/8 Experiments, an dem ich wirklich Hunger verspüre. Meine Frau hat –

warum eigentlich? – auch nicht zu Abend gegessen, so blieb mir wenigstens die optische und olfaktorische Verführung erspart. Etwas essen, vielleicht ein Bier trinken würde sich wirklich sehr beruhigend und einschläfernd auswirken, und letztlich sogar das Bewusstsein trüben.

16. September
Früh: 81,0 Kilo.
  Heute Nacht miserabel geschlafen. Völlegefühl, weil vollgefüllt? Ich weiß nicht, ob es der gestrige Ausrutscher war, denn ich konnte abends doch nicht widerstehen, etwas zu mir zu nehmen. Möglicherweise war es das schlechte Gewissen oder vielleicht ein ganz anderer Grund, der mir einen miesen Schlaf bescherte. Werde heute vorsichtiger sein.
  Apropos Ausrutscher oder Rückfall. Viele Gesundheitsverhaltensmodelle kennen diese Rückfälle nicht, obwohl sie die Regel und nicht die Ausnahme sind.
  Das Modell, das mir besonders gut gefällt, ist das von James Prochazka. Kurz frage ich mich, ob das nicht auch am Namen des Autors liegen kann, der mich an den böhmisch-mährischen Teil meiner Vorfahren erinnert. Nein, es ist etwas Handfesteres: Dieses »Transtheoretische Modell des Gesundheitsverhaltens« liegt nahe an der Realität der Veränderung gesundheitsrelevanten Verhaltens. Es geht nämlich davon aus, dass eine Verhaltensänderung nicht linear fortschreitend, sondern bestenfalls stufenförmig erfolgt, mit Vor- und Rückwärtsbewegungen. Fortschritt, Stagnation, Rückschritt, Fortschritt und so weiter.
  Aus meinen bisherigen Erfahrungen würde ich eher schließen, dass sich meine Verhaltensänderung in Schlangenlinien bewegt, auf und ab, vorwärts und rückwärts, mal schnell mal langsam, und zwischendurch stagnierend. Mit dem Denken allein lässt sich nicht abnehmen.

17. September
Früh: 80,9 Kilo.
Seit elf Tagen esse ich nun innerhalb von acht Stunden und mache 16 Stunden lang Pause. Elf Tage lasse ich schon das Abendessen aus. Elf Tage lang habe ich es zweimal geschafft, ohne einzuknicken und zu meinem vorherigen Rhythmus zurückzukehren. Damals hatte ich allerdings noch kein starkes Motiv für Dinner-Cancelling und 16/8, außer einem knieweichen Ich-will-mal-eben-abnehmen.

Jetzt habe ich ein echtes Motiv: Ich will mir zeigen, dass ich mein Gewicht aus eigener Anstrengung, ohne äußeren Druck, reduzieren kann und möchte diese Erfahrung nicht nur ins Tagebuch kritzeln, sondern für unser neues Buch aufzeichnen.

Heute habe ich, passend zu meiner Übung, ein Angebot erhalten: eine moderne Glas-Personenwaage um nur 2,99 Euro, damit, wie mir versichert wird, ich mein Gewicht halten kann. Was ich eigentlich nicht will, ich möchte es ja verringern. Die Glaswaage kommt also für mich nicht infrage, hinausgeworfene 2 Euro 99 Cent.

Essen macht mir heute keine Freude. Warum? Habe mich am Abend zu einem Krügerl ins Bierlokal Augustin verführen lassen. Bin der sanften Überredung meiner Frau gerne und blitzartig gefolgt. So willig hat sie noch selten was von mir haben können. Wir sind nahe der Küche gesessen, es kostete eine kleine Überwindung nicht etwas Gesottenes, Gebratenes, Fettiges oder auf sonst eine Art Kalorienreiches zu bestellen. Ein Bratlfettbrot ist es aber dann doch geworden.

So viel zur Willensstärke.

18. September
Früh: 81,0 Kilo.
Nachts aufgewacht, Hunger verspürt, in den Hunger hineingefühlt, er hat sich verzogen, weitergeschlafen. Ich denke oft ans Essen.

Da wäre noch was übrig vom Mittagessen; wäre ja schade, es nicht aufzuessen, solche Gedanken.

Was für ein Bedürfnis lauert da tief drunter? Der wahre Hunger, der den Körper schon entkräftet hat, kann es ja nicht sein. Und dann kommt in mir ein Leistungsgedanke hoch: Das musst du jetzt durchhalten! Du bist doch nicht schwach!

19. September
Früh: 80,9 Kilo.

Die nächsten Tage werden eine Herausforderung für mein präventives Gesundheitsverhalten. Wir werden ein paar Tage in Wien und in Salzburg verbringen. Das bedeutet einen Aufenthalt außerhalb der gewohnten Umgebung, einen unregelmäßigen Tagesablauf und Essen in Gasthäusern. Halleluja.

20. September
Heute am Morgen in Langenzersdorf aufgewacht, samt Schnupfen, Husten und verschlagenen Ohren. Wie eingebettet in dicke Watte oder Dämmwolle.

Das Dinner-Cancelling wirkt sich positiv auf die Verdauung aus, und langsam auch auf das unmittelbare Essverhalten. Es ist ein bewussterer Vorgang. Aber da geht noch mehr.

Heute Abend Buchpräsentation in Wien. Ich entschließe mich ganz bewusst zu einem Rückschritt, einem Zwischenhalt, das ist das sympathischere Wort. Vier Minihäppchen zu mir genommen, die ich vor meinem Dinner-Cancelling allenfalls als Vorspeise goutiert hätte. War sehr gut und ausreichend.

21. September
Es ist soweit: Dinner-Cancelling führt mich dazu, langsamer und bewusster zu essen und seltener zu schlingen wie ein Hund. Männer schlingen. Vielleicht ist das bösartig gegenüber bewusst essenden Männern, aber im Prinzip dürfte es schon stimmen. Ohne Schlingen fühlt sich meine Verdauung besser,

regelmäßiger und stimmiger an. Für den Darm kann das auch nur gut sein, wenn er weniger belastet und nie überbelastet ist.

Ich frühstücke gern. Es belastet mich weniger, am Abend nichts zu essen, als in der Früh nichts in den Magen zu bekommen. Ein langes und ausreichendes Frühstück verleiht mir Wohlbefinden, Sicherheit und einen gewissen Halt für den Tag. Morgens nichts zu mir zu nehmen, macht mich unrund und unsicher. Auch da steckt viel Gewohnheit drin.

Mein Transtheoretisches Lieblingsmodell des Gesundheitsverhaltens von James Prochazka, kurz TTM, ist differenzierter als das Health Belief- oder das HAPA – Health-Action-Process-Approach-Konzept. Prochazka nimmt sechs Stufen der Verhaltensänderung an.

Stufe eins: precontemplation. Die Betreffenden haben keine Absicht, innerhalb der nächsten sechs Monate ihr Verhalten zu ändern, sie befinden sich in einem Stadium der Sorglosigkeit.

Stufe zwei: contemplation. Es ist ihnen etwas bewusst geworden und sie überlegen, ihr Verhalten zu ändern.

Stufe drei: preparation. Sie bereiten sich darauf vor, ihr Verhalten innerhalb eines Monats zu ändern.

Stufe vier: action. Sie probieren ein neues Verhalten aus, in der Absicht, es bis zu sechs Monate lang aufrechtzuerhalten.

Stufe fünf: maintenance. Sie halten das neue Verhalten über einen Zeitraum von mehr als sechs Monaten durch.

Stufe sechs: termination. Das Modell nimmt an, dass sich das neue Verhalten schon etwas gefestigt, vielleicht schon annähernd stabilisiert hat und die Betreffenden nicht mehr in Gefahr geraten, in ihre alten Muster zurückzufallen.

Der Vorteil von TTM ist, dass der zeitliche Bezug der Verhaltensänderung klar ausgesprochen wird, auch wenn die Zeiträume ziemlich willkürlich festgesetzt erscheinen und individuell sicher sehr unterschiedlich sind. Wichtig ist, dass die Verhaltensänderung nicht als linearer Vorgang angenommen wird, es darf auch Rückfälle und Umwege geben. Der moralische Zeigefinger sticht nicht ganz so drohend in die dünne Luft des möglichen Scheiterns.

Ich erinnere mich an die Filme aus den 1950er- oder 1960er-Jahren, in denen eine Szene Pflicht zu sein schien. Ein Mann, der eine Wohnung betritt, ohne sich sofort einen Drink zu genehmigen und eine Zigarette anzuzünden, kommt im Kino der Fifties und Sixties nicht vor.

Die Pro-Alkohol- und Rauchwarenwerbung war allgegenwärtig. Heute dominiert in der Werbung das Gegenteil: »Rauchen kann Ihre Gesundheit schädigen«.

Das gesellschaftliche Umfeld hat sich in den vergangenen Jahrzehnten dramatisch geändert. Wer hätte noch vor wenigen Jahren die Wette gewonnen, dass es in Italien gelingen könnte, von einem Tag auf den anderen ein Rauchverbot in Lokalen durchzusetzen? Wer hätte sich je zur Prophezeiung verstiegen, dass Franzosen ohne Gauloises im Mundwinkel existieren, geschweige denn Boule spielen könnten. In Österreich hat man sich einmal kurz gesträubt, einen politischen Vorstoß eines weitsichtigen Gesundheitsministers umzusetzen. Gut zwanzig Jahre und mehr hat es gedauert, ein Rauchverbot in Lokalen durchzubringen. Mit ein paar verkrampften und für manche Lokalbesitzer kostspieligen Hürden ist es irgendwann doch gelungen. Heute sind selbst starke Raucher nicht mehr böse, sich zwischen Vorspeise und Hauptgang keine mehr anrauchen zu dürfen. Verhalten ändert sich.

22. September
Früh: 80 Kilo, Zweifel.

Was mach ich hier eigentlich? Warum gebe ich mir solche Mühe abzunehmen? Wo liegt das Motiv? Will ich gefallen, attraktiver sein? In meinem Alter? Oder glaube ich, was in vielen Untersuchungen erforscht wurde, dass ich dadurch das Risiko zu erkranken verringern kann?

23. September
Die Beschäftigung mit dem Körpergewicht führt, wenn man es ernsthaft betreibt, meistens über die Fixierung auf Zahlen hinaus. Sie betrifft den ganzen Menschen, innen, außen und um ihn herum. Ernährung, Tagesablauf, die Einstellungen zu Gesundheit und Krankheit, die subjektive Vorstellung, was gesund oder krank denn eigentlich ist, und schließlich die Bedeutung und der Wert des Gesundheitssystems aus professioneller und der Sicht der Laien. Das alles drängt sich in mir auf.

Heute hat mir meine Frau eine Geschichte erzählt: Eine Raupe frisst und frisst, bis sie ganz dick ist, dann verpuppt sie sich, und später wird ein schöner Schmetterling aus ihr. Wie ist das mit manchen Männern? Hoffen die auch zumindest unbewusst darauf, dass aus ihnen einmal ein schöner Schmetterling wird? Butterfly statt Batman, denke ich. Na ja, Kompliment war das keines. Aber, ich sollte solche Geschichten nicht persönlich nehmen.

24. September
Früh: 82,0 Kilo.

Irgendwie trete ich auf der Stelle. Andererseits: Nach vier Tagen Wien ist das gar nicht so übel.

Am Abend stellt sich bei mir Lust aufs Essen ein. In Wien habe ich abends von Frittatensuppe und Bier gelebt. Einer Frittatensuppe und einem Bier. Das habe ich mir bewusst vorgenommen und eingehalten. Durchbricht man eine noch junge Gewohnheit, führt das quasi schlagartig zur Wiederaufnahme alter Gewohnheitsmuster, und das hieße bei mir: eine kräftige Mahlzeit am Abend. Ha! Heute nicht!

25. September
Jetzt habe ich es unmittelbar an mir beobachten können. Ich habe für den Jahresabschluss '21 Rechnungen gesammelt und für den Steuerberater vorbereitet. Dann, ohne zu überlegen,

automatisch, völlig unbewusst, habe ich mir ein fettes Butterbrot geschmiert und gegessen. Erst als es unten war, ist mir wieder eingefallen, dass ich am Abend nichts essen wollte.

Schlussfolgerung: Essen ist eine Art Beruhigung nach einer unliebsamen oder aufregenden Tätigkeit.

26. September
Früh: 80,6 Kilo.
Es ist wieder da, das neue Wohlfühlgewicht.

Uff, eben fällt mir ein, was James Prochazka in seinem TTM proklamiert hat. Erst nach sechs bis zwölf Monaten kann man ein neues Verhalten als stabil ansehen. Na, da bin ich aber gespannt, wie es mir morgen gehen wird. Morgen ist eine Lesung aus unserem Buch Selbstheilung und danach Abendessen. Ich werde das Dinner-Cancelling unterbrechen müssen.

27. September
Wie gefestigt ist meine Absicht, Gewicht zu verlieren? Wie verankert ist das Dinner-Cancelling, das ich ab nun liebevoll DC nenne?

Am Morgen habe ich mir vorgenommen, praktisch nichts zu Mittag zu essen. Dann waren wir beim Diglas, ich habe ein ganzes Menü bestellt und verdrückt. Meinen Vorsatz habe ich verschwitzt.

Am Abend stellen wir unser neues Buch vor, ein schöner Moment. Gefeiert wird er beim Stadtwirt. Da konnte und wollte ich mich nicht ausschließen. Ich wollte und musste mitgehen. Juhu.

Zu Hause halte ich es leicht aus, meiner Frau beim Essen zuzuschauen, ohne besondere Essgier zu entwickeln. Aber mit einer ganzen Gruppe genüsslicher Esser würde ich das nicht aushalten. Habe also Fleischlaberl mit Erdäpfelsalat bestellt, war fantastisch zubereitet, wirklich exzellent. Obwohl die Portion nicht allzu groß war, hätte ich nach der Hälfte auch schon genug gehabt. Ich bin solche Mengen nicht mehr gewohnt. Aufgehört habe ich trotzdem nicht.

In der Nacht haben es sich die Laberl in mir bequem gemacht. Da spürt man so richtig, was es heißt, wenn einem was im Magen liegt. Und zwar nicht aus Mangel an Qualität, sondern aus Mangel am Gefühl für Quantität. Dazu kommt die Uhrzeit, für meinen Magen war es vermutlich Mitternacht. Mein Verdauungsapparat hat sich offenbar schon auf einen essfreien Abend umgestellt. Ich konnte richtig spüren, wie sich der Körper geplagt hat, der Darm hat mir Alarmsignale der Überlastung gemeldet.

Ich denke, es sind nicht die wenigen oder vielen Kilos, die mein Wohlbefinden ausmachen, sondern ein allgemeines Körpergefühl, das ich wahrnehmen und erfahren soll. Nachdem ich der versammelten Runde über meinen Selbstversuch erzählt habe, spüre ich auch eine zusätzliche Verpflichtung, hier weiterzumachen mit meiner Selbsterfahrung. Eine zusätzliche Motivationsstütze.

28. September

Auf das Frühstück freue ich mich heute nicht.

Drei Tage waren wir von zu Hause weg, Essen im Gasthaus und so. Es ist nicht leicht, unter diesen Bedingungen die Disziplin einzuhalten. Ist ja schon daheim schwer genug, trotz meiner Möglichkeit der freien Zeit- und Arbeitseinteilung. Ich weiß nicht, wie man das Dinner canceln soll, wenn man erwerbstätig ist, vielleicht in einem Beruf, in dem man von anderen Menschen, von Maschinen oder sonstigen äußeren Bedingungen abhängig ist.

Da braucht man keine Disziplin, da braucht man Wunder, jeden Tag eines.

Mir wird immer klarer, dass weder das Körpergewicht als solches noch der BMI das Maß ist, an dem man Gesundheit, Wohlbefinden oder Lebensqualität festmachen kann. Es ist eine Art von innerer Übereinstimmung mit dem Körper, gleichsam eine Liebe zu mir, meinem Aussehen, meiner Ausstrahlung, meinem Wohlgefühl. Das ist das Entscheidende.

29. September
Heute wieder einmal gewogen: 81,1 Kilo.

Mir fehlt Bewegung. Ich merke es an den kritischen schmerzaffinen Körperstellen meines Bewegungsapparates, an Knien und Hüfte, um sie beim Namen zu nennen. In der letzten Zeit war ich nicht sonderlich agil, und sofort tauchen die typischen Schmerzen wieder auf. Physiotherapeuten braucht's allerdings noch keinen. Eher meinen Nachbarn. Der könnte mir ein Vorbild sein. Er ist nur wenig jünger als ich und geht seit vier Jahren täglich, zumindest 360-mal im Jahr auf den Berg hinter unserem Haus, was jeweils eine gute Stunde dauert. Heute verneige ich mich besonders respektvoll vor ihm.

Albert Einstein soll einmal gesagt haben: »Die reinste Form von Wahnsinn ist es, alles beim Alten zu belassen und gleichzeitig zu hoffen, dass es besser wird.«

Das führt mich zu der Erkenntnis: Wenn ich mein Wohlbefinden, meine Zufriedenheit oder was auch immer es ist, was ich steigern oder verbessern will, muss ich etwas ändern. Ohne zu probieren, ob es möglich ist, durch Gewichtsreduktion mittels DC mein Wohlbefinden zu steigern, werde ich es nicht wissen. Das heißt: immer wieder von Neuem beginnen und flexibel bleiben.

30. September
Ich vergesse schon wieder, mich zu wiegen.

Das Kilomessen hat seine Bedeutung offenbar weitgehend verloren. Die Frage ist nicht: Wie viel wiege ich? Sondern: Fühle ich mich wohl? Die Wahrnehmung von Körperempfindungen nimmt an Wichtigkeit zu.

2. Oktober
Am Nachmittag waren wir Pilze suchen. Ich bin einfach nichts gewohnt. Es war so anstrengend, als ob ich stundenlang mit einem schweren Rucksack bergauf gegangen wäre. Dabei waren wir läppische zwei Stunden im ebenen Wald unterwegs. Zu Hause verspürte ich das große Bedürfnis nach einer opulenten Mahlzeit. Zur Beruhigung. Da war es wieder, das alte Gefühl: Magensättigung als Schlafmittel oder zur Entspannung?

3. Oktober
Früh: 81,5 Kilo.

Beim Stöbern im Internet habe ich gelesen, was ich mir selber auch schon gedacht habe: Man soll sich nicht dauernd auf die Waage stellen. Für den Rest der Woche gibt es keine Gewichtskontrolle mehr.

Schlank zu sein, hat entschieden Vorteile, und dabei auch welche, an die man nicht sofort denkt. Es kommt allein schon billiger, und damit meine ich nicht die Lebensmittel, sondern auch den Bauchumfang. Ich habe im Herrenkleiderprospekt gestöbert. Da kostet eine Hose für die Bundweite 97–112 Zentimeter glatte 100 Euro. Eine für Herren mit Bauchansatz, wie es euphemistisch im Prospekt heißt, ist teurer, mit einem Bauchumfang von 113–120 legt man 115 Euro hin. Ein Bauch kostet also nur beim Hosenkauf schon 15 Euro mehr. Hosen mit noch größerem Bauchumfang werden bei diesem Händler gar nicht angeboten. In dem Fall muss man offenbar zum Schneider, um sich das Gewand maßfertigen zu lassen, und das geht dann wirklich ins Geld.

4. Oktober
Bevor ich mich entscheide, mich nicht auf das Gewicht und seine Reduktion zu fixieren, will ich mir noch überlegen, was die Motivation für eine solche Übung sein kann. Danach sollte ich mich mehr mit den Side Effects von DC befassen.

Gestern habe ich einer Kollegin von meinen Bemühungen, das Abendessen auszulassen, erzählt. Ihre Reaktion hat mich fast entmutigt: »Ja«, sagte sie, »das ist das Leichteste!« Aha. Wie unangenehm und schwierig sind dann erst andere Möglichkeiten? Ich belasse es bei der Aussage.

Heute war ich bei der HNO-Ärztin wegen einer Hörbeeinträchtigung, die schon einige Zeit anhält. Beruhigend die Diagnose: keine Entzündung, nur Paukenerguss, kann schonend abtransportiert werden. Habe vorher doch eine gewisse Spannung verspürt und bin jetzt erleichtert. Das hätte ich gerne mit einer gepflegten Mahlzeit gefeiert. Zur Beruhigung.

5. Oktober
Heute ist es wieder passiert: Ich bin meinem Vorsatz am Abend nichts zu essen, untreu geworden. Erdnüsse und eine Flasche Bier waren die Übeltäter, ich konnte ihnen nicht widerstehen. In der Nacht habe ich dann den vollen Magen gespürt, obwohl die Nüsse in der Menge jetzt kein halber Ochse waren. Was sagt Mephisto in Goethes Faust zu seinem Schüler: »Grau, teurer Freund, ist alle Theorie und grün des Lebens goldner Baum.«

6. Oktober
Erster Tag eines viertägigen Meditationskurses. Abends drängendes Bedürfnis nach Essen oder zumindest etwas Süßem.
　Zwischenbilanz nach einem Monat Dinner-Cancelling.
　So schnell und einfach, wie ich mir das vorgestellt habe, gelingt es nicht, Gewicht zu verlieren. Der Erfolg, gemessen an der Gewichtsreduktion, stellt sich ein, aber eben sehr langsam und holprig und nicht linear. Ja, so hatte ich mir das einmal vorgestellt zu Beginn meines Selbstversuchs. Ich dachte, das Gewicht geht ganz systematisch, linear runter, und das Wohlbefinden steigt im Gegenzug dazu stetig an. Was war ich doch naiv!

Auch wenn ich – danke James Prochazka! – berücksichtige, dass es Rückfälle gibt, so geradlinig lässt sich das Ganze nicht darstellen. Gefahren, die das Verhalten sabotieren, lauern ganztägig und überall.

Da sind die kleinen Verführer: Du triffst dich mit jemandem am Vormittag in einem Kaffeehaus. Es bleibt nicht beim Kaffee, ein kleines Nusskipferl dazu schmeckt hervorragend. Das Mittagessen riecht so gut – danke geliebte Frau –, ich nehme halt einmal ein bisserl mehr. Meine Frau, eigentlich ein Vorbild puncto bewusster und gesunder Ernährung, bringt schokoladeüberzogene Früchte nach Hause. Ich nenne das eine Intensivverführung. Was ich damit sagen will? Der Verzicht aufs Abendessen allein garantiert keinen Erfolg. Es gibt so viele Nebenfahrbahnen, die in der Direttissima zur Sünde führen. Und sie tun sich so unvorhergesehen auf. Nie hätte ich vorher an sie gedacht, und jetzt gewinnen sie so an Bedeutung.

7. Oktober
Es ist ein weiter Weg, bis diszipliniertes Essen zu einer Selbstverständlichkeit geworden ist, und zwar ohne Nachdenken, ohne auf Tabellen oder Listen zu schauen, ohne dauernde Selbstkontrolle. Zwischendurch essen ist ganz gefährlich.

8. Oktober
Essen umzustellen oder wegzulassen, zieht Kreise, die weit über den Bauch hinausgehen. Ich begreife, dass Selbstliebe und Selbstannahme wichtige Voraussetzungen fürs Abnehmen sind. Vergleiche mit Konstrukten von außen lähmen mich und führen mich von mir weg.

9. Oktober
Vierter Tag im Meditationskurs. Bin geschlaucht, müde und erschöpft. Merke, dass ich mehr gefrühstückt habe, als mir guttut.

10. Oktober

War wandern in der Saisera, einem Tal bei Tarvis, wunderschöner Herbstwald. Daheim hat mich eine ungeheure Sehnsucht nach einer Jause befallen, habe aber nur Wasser getrunken.

Dabei ist mir eingefallen, was ich als Kind in der Kirche gelernt habe. Karfreitag und Aschermittwoch waren strenge Fasttage. Einmalige Sättigung lautete die Vorschrift, mehr war nicht erlaubt. Obwohl Kinder von dieser Regel ausgenommen waren, hat sie mich in große Angst versetzt. Es hat mich regelrecht die Panik gepackt, dass ich nur einmal essen darf und den restlichen Tag hungern müsse.

11. Oktober

Früh: 81,7 Kilo.

Horribel!

Gemessen an den Kilos bin ich am Tiefpunkt meiner Erwartungen angelangt. Ich hätte mir nach fünf Wochen DC mehr erwartet, besser gesagt weniger. An den Kilos auf der Waage hat sich kaum was geändert.

Kilos sind nicht alles, tröste ich mich wieder einmal, dafür habe ich ja schon genügend Einsichten gewonnen. Erstens geht nicht alles so schnell, wie es sich mein Verstand erhofft. Zweitens muss man Geduld mit sich selbst haben. Drittens ist es nicht leicht, eingeprägtes Verhalten zu ändern, wenn man auf sich allein gestellt ist. Und viertens gelingt es mir vielleicht, leichte Strategiekorrekturen vorzunehmen, um das Ziel doch noch in angemessener Zeit zu erreichen. Ich muss die Zwischendurch-Verführungen erkennen und auf sie verzichten. Die scheinen mir hinterhältige Kalorienspender zu sein. Und überhaupt, tröste ich mich, das wäre dann der fünfte Punkt: Es ist die Erfahrung, die zählt, auch bei der Gewichtsreduktion.

12. Oktober
Schon wieder: 81,7 kg in der Früh.
  Ich pack's nicht!
  Weigere ich mich unbewusst, etwas von mir herzugeben? Meinen Panzer abzulegen? Gibt es vielleicht so etwas wie ein individuelles Idealgewicht? Oder ein nur mir persönlich zustehendes Gewicht, so wie man auch andere körperliche, intellektuelle oder psychische Eigenschaften hat? Ist das gesamte Theater um Über- und Normalgewicht nur ein Ablenkungsmanöver? Wenn ja: wovon?

13. Oktober
Zwischendurch mache ich drei kleine Reflexionsübungen
A - Warum möchte ich abnehmen?
  a Um mich wohlzufühlen
  b Aus Angeberei
  c Wegen der Ersparnis beim Essen
  d Weil dann das Gewand billiger ist
  e Damit ich besser, attraktiver aussehe
  f Als asketische Übung
  g Weil es schick ist, schlank zu sein
  h Aus religiösen Gründen
  i Zur Krankheitsbewältigung
  j Zur Krankheitsvorbeugung
  k Zur Abwechslung
  l Weil es Spaß macht, mal nichts zu essen
  m Als Beziehungskitt
  n Weil mein Vorbild es auch gemacht hat
  o Um vorzutäuschen, gesund zu leben
  p Gewichtsfetischismus
  q Weil ich nicht mehr das Familienschwein sein will
  r Zur Operationsvorbereitung
  s Weil ich mich nicht mehr ansehen kann
  t Weil mir beim Schuhezubinden die Luft ausgeht

u   Um alte Kleider wieder anziehen zu können
v   ...

B - Bei welchen Gelegenheiten, in welchen Situationen denke ich ans Essen, möchte ich gerne essen, esse ich gerne? Wenn ich
a   müde, erschöpft bin
b   mich sehr aufgeregt habe
c   mich einsam fühle
d   fernsehen will
e   enttäuscht von etwas oder jemandem bin
f   Sorgen habe
g   unglücklich bin
h   mich selbst bemitleide
i   abgelehnt fühle
j   Angst habe
k   mich überfordert fühle
l   das Unerlaubte erfahren will
m   von einem Einkaufsbummel zurückkomme
n   mit anderen zusammen bin
o   unleidlich bin
p   wenn ich ein Bier trinke
q   beim Zeitunglesen
r   beim Radiohören

C – Welche Gewohnheiten habe ich bei Tisch?
a   Esse ich schnell, langsam, hastig, bedächtig, ...
b   Kaue ich das Essen oder schlinge ich
c   Bin ich schneller oder langsamer als die anderen bei Tisch
d   Esse ich allein oder in Gemeinschaft
e   Trinke ich (viel) zum Essen
f   Schaue ich zwischendurch aufs Handy
g   Spreche oder schweige ich
h   Wenn gesprochen wird: sind das aufregende, geschäftliche

oder private Gespräche oder unterhaltsame, lustige Geschichten
i Bin ich gezwungen (mit anderen) zu essen oder aus echtem Hunger
j Schaue ich während des Essens auf die Uhr
k Merke ich, was und wie viel mir guttut und was mir schadet
l …

16. Oktober

Redewendungen aus der Kindheit, aus einer Zeit, in der es nicht zu viel zu essen gegeben hat, sind mir in Erinnerung geblieben: Das kann man nicht übriglassen; gegessen wird, was auf den Teller kommt; du musst aufessen, denk an die armen Kinder in Afrika, die haben nicht so viel; Beilagen muss man auch essen … Und die Frage: Was gibt´s dazu? Mit der Antwort: nix und ein Brot dazu!

18. Oktober

Früh: 80,9 Kilo.

Immer noch stagnierend, aber es hat sich doch eine deutliche Entspannung um die Körpermitte eingestellt. Den Gürtel kann ich schmerzfrei ein Loch enger schnallen. Meine Frau sagt, ich sei ein Meister der charmanten Selbstbelügung.

Mir kommt die künstliche Gewichtskontrolle mit Methoden wie etwa der Weight Watchers, die das Essverhalten von außen zu steuern versuchen, mittlerweile vor, wie das Hinunterdrücken eines Balles unter die Wasseroberfläche. Je stärker ich drücke, desto tiefer kann ich ihn unter Wasser halten. Sobald aber der Druck nachlässt, springt er in die Höhe, je größer der Druck war, desto höher springt er. Das ist der Beginn eines Jo-Jo-Effekts.

19. Oktober
Früh: 80,6 Kilo.
Stagnation prolongiert.
Freunde, von denen ich glaube, dass sie es wissen sollten, sagten mir, dass wenig zu essen allein nicht wirkt, ich muss schon auch Bewegung machen, die mich zum Schwitzen bringt. Denn nur dadurch baue ich Muskel auf und verliere Fett. Ich erinnere mich an einen ehemals bekannten Sportprofessor, der vor Jahrzehnten gemeint hat, um gesund zu bleiben, solle man täglich mindestens einmal schwitzen, am besten beim Stiegensteigen, keinesfalls beim Essen.

21.Oktober
Früh: 80,4 Kilo.
Abnehmprogramme nutzen langfristig nichts, wenn man nach der Kur in den alten Energiepott zurückkehrt, der mit den alten Verhaltens-, Denk- und Gefühlsweisen verbunden ist. Was ist die einzige wirksame Methode, um langfristig abzunehmen? Immer noch auf der Suche.

22. Oktober
Gestern Abend Bier getrunken und ein Bratlfettbrot gegessen. Beides habe ich heute am Morgen gespürt, im Kopf und auf der Waage.

23. Oktober
Ich fürchte mich jetzt schon vor Weihnachten. Nicht vor dem Fest selbst, sondern vor meinen Söhnen, deren Besuch bedeutet, dass wir viel essen werden. Bei meiner Frau gelingt es mir, ihr beim Essen zuzuschauen, ohne dass mich das Verlangen quält. Ob ich das auch angesichts meiner Söhne schaffe? Da werden archaische Muster wachgerufen. Und ich bin ein Konkurrenzesser. Die Einladung zum Ganslessen konnte ich leichten Herzens ausschlagen.

24. Oktober
Von Freunden wissen wir, dass eine Frau ein Nacktfoto des Bauches ihres Mannes an die Kühlschranktür geheftet hat. Als Warnung für ihn, sich nicht am Inhalt des Kühlschranks zu vergreifen. Das wirkt für Hardcore-Esser vermutlich ähnlich abweisend wie die Lungenkrebsfotos auf den Zigarettenpackungen, also so gut wie gar nicht.

25. Oktober
Früh: 80,3 Kilo.
    Miserabel geschlafen. Bin aufgestanden und in die Küche gegangen. Früher einmal hätte ich in so einem Fall den Kühlschrank geplündert. Wie lange ist das her, dieses Früher? Diesmal musste ich mich nicht gewaltsam zurückhalten, ich hatte kein Bedürfnis nach Essbarem.

27. Oktober
79,9 kg am Morgen!
    Ich habe eine kalorische Schallmauer durchbrochen. Erstmals weniger als 80 Kilo! Das ist Jahre her, ich weiß gar nicht wie viele. Gleichzeitig weiß ich, dass die Kilos nicht das ausschlaggebende Kriterium fürs Wohlbefinden sind. Ich freu mich trotzdem.

29. Oktober
Fühle mich entspannt, weil ich mein Gewicht konstant niedrig halten kann, zumindest. Ein Wohlgefühl macht sich breit.

31. Oktober
DC oder die Grenzen des Möglichen – sollte ich so meinen Selbstversuch nennen? Nach der WHO-Definition bin ich mit meinem gegenwärtigen BMI von 26,42 immer noch übergewichtig, ich falle in die Kategorie 25–30, overweight. Zu Beginn meines Selbstversuchs lag mein BMI bei 27,74. Um nach

dieser Einteilung normalgewichtig zu sein, müsste ich 75 Kilo auf die Waage bringen, davon bin ich weit entfernt. Aber von über 27 auf unter 26 gekommen zu sein, ist auch schon ein schöner Erfolg.

2. November
In einer Zeitungswerbung lese ich: »Auf zum Wunschgewicht!« Mit keinem Wort erwähnt man im Werbetext, dass es auf das Gewicht ankommen sollte, mit dem man sich wohlfühlt, mit dem man zufrieden ist. Mehr als zwanzig Kilo soll man in wenigen Wochen mit einem bestimmten Ernährungspräparat verlieren können, ohne Bewegung, ohne Sport, ohne Hungern und ohne Jo-Jo-Effekt. Man riecht sie förmlich, die dahinter liegende Kernbotschaft: Du gehörst dazu, wenn du weniger Kilos hast. Man orientiert sich also an einer von außen kommenden Vorstellung, nicht an einer inneren, subjektiven Erfahrung des Wohlbefindens.

6. November
Heute wüsste ich gern: Wer von den vielen Ratgeberautoren, Ernährungsgurus und Gewichtsberatern hat schon selbst versucht, von Übergewicht oder gar Adipositas auf ein Normalgewicht hinunterzukommen?

8. November
Früh: 80,3 Kilo.
  Ich denke, der Körper stellt sich auf das geringere Nahrungsangebot ein, was aus seiner Sicht sehr vernünftig ist. Ich aber muss mir Methoden ausdenken, um diese Selbstregulierung des Körpers auszuhebeln. Die Anleitungen in den Ratgebern nützen mir nichts, ich brauche eine Methode, die zu mir passt. Mit etwas, das mir jemand von außen vorschreibt oder mich kontrolliert, kann ich nichts anfangen. Mein Motto ist: Wer es nicht selbst probiert hat, weiß nicht, wovon er spricht.

9. November
Früh: 80,0 Kilo.

10. November
Früh: 79,8 Kilo.

11. November
Früh: 79,9 Kilo.

12. November
Früh: 80,2 Kilo. Den Fokus auf die bloße Zahl zu halten, die die Verringerung meines Gewichts anzeigt, fällt mir schwer. Ich stelle mir lieber täglich bildhaft und in Farben vor, wie ich aussehe, wenn ich schlank bin.

13. November
Früh: 79,7 Kilo.

16. November
Ich turne nicht am unteren Ende des Normalgewichts herum, sondern deutlich über dem oberen Ende. Dazwischen liegen so einige Kilos. Daraus ergibt sich ein eklatanter Unterschied zwischen Realität und Wunschvorstellung, den ich mir immer wieder vor Augen führen kann.
Ich kann mir lebhaft ausmalen, wie es wäre, wirklich schlank zu sein. Vielleicht nicht gerade im jugendlichen Alter, da war ich wirklich dünn, aber so mit Ende dreißig.

21. November
Früh: 79,9 Kilo.
Heute ist mir eine simple Rechnung in den Sinn gekommen. Könnte es nicht sein, fragte ich mich, dass das gesunde Abnehmen, das nicht durch äußere Einflüsse forciert ist, genauso lange dauert, wie das Zunehmen gedauert hat?

22. November
Früh: 79,4 Kilo.
 Ich habe einen alten Schulfreund getroffen und ihm von meinem Selbstversuch erzählt. Er war früher selbst übergewichtig und hat seine Kilos verloren, nachdem er sich intensiv mit Ernährung beschäftigt hat: Nährwert berechnen, Geschmacksvergleiche anstellen, weniger Fette und weniger Kohlehydrate essen. Er hat sein Ernährungsverhalten genau analysiert und wissenschaftlich begründet neu aufgesetzt. Das fehlte mir noch, dass ich mich mit ernährungswissenschaftlichen Feinheiten beschäftige, dachte ich. Dann stockte ich. Vielleicht war das notwendig, um den langfristigen Erfolg zu haben, den ich mir vorstelle?

23. November
Früh: 78,6 Kilo. Dinner-Cancelling schafft Zeit. Bestechender Gedanke. Was mache ich mit der gewonnenen Zeit aus meinen verlorenen Abendessen? Ich überlegte. Ich wusste es nicht so genau.
 Dr. Mathias Riedl, ein Ernährungsmediziner aus Hamburg sagt: »Gewichtsschwankungen von zwei bis drei Kilos innerhalb weniger Tage oder Wochen sind völlig normal.« Erschreckender Gedanke. Wenn das so ist, heißt das dann, dass ich bislang gerade einmal ein oder zwei Kilos netto losgeworden bin?

24. November
Früh: 79,8 Kilo.

26. November
Früh: 80,2 Kilo.

1. Dezember
Früh: 79,2 Kilo. Na endlich, neuer Tiefstand. Ich ziehe ein kurzes Resümee. In den vergangenen Monaten waren wir alle zwei

Wochen für mindestens zwei Tage unterwegs. Nicht daheim zu sein, bringt Unregelmäßigkeiten ins Programm. Der gestörte Tagesablauf und die Notwendigkeit, außer Haus essen zu müssen, behindert das kontinuierliche Abnehmen.

Hungergefühl und Verlangen am Abend kommen und gehen, wie in Wellen. Mein Appetit wacht auf wie ein Hund, den man aus dem Schlaf schreckt. Ich höre etwas oder es kommt mir was in Erinnerung, ein Ereignis, das mit Essen verbunden ist oder durch Essen beruhigt werden kann. Wenn ich es sehen oder erleben kann, ist das Verlangen wieder weg. Manchmal hilft auch ein Glas Wasser statt einem Bier oder einem Glas Wein. Überhaupt ist der Wunsch, am Abend ein Seidl Bier oder ein Achtel Wein zu trinken deutlich zurückgegangen, ebenso wie das Verlangen, den Fernseher aufzudrehen.

4. Dezember
Früh: 79,4 Kilo.

Wichtig: Fokus halten. Mir hilft dabei die Vorstellung, schlank zu sein. Wieder meine Lieblingshose anziehen, meine Lieblingsjacke tragen zu können.

6. Dezember
Früh: 79,4 Kilo.

12. Dezember
80,1 Kilo am Abend.

Der Tag ist nahe, an dem ich demnächst auch abends die 80er-Schwelle unterschreite. Wenn da nicht bald Weihnachten wäre. Ich fürchte das Weihnachtsessen mit der Familie, werde ich mich nicht zurückhalten können?

15. Dezember
Gestern am Abend im Gasthaus gegessen – bewusst und vorgeplant. Habe nicht viel zu mir genommen, aber in der Nacht

hatte ich doch das Gefühl, einen Hartgummiziegel mit abgerundeten Ecken im Magen liegen zu haben. Bei jedem Umdrehen im Bett hat er sich entsprechend verlagert. Warum habe ich das früher nie gespürt?

21. Dezember
Allein aus medizinischer Sicht gibt es eine ganze Reihe von Methoden, die das Abnehmen ermöglichen sollen. Entweder hält man sich an einen Ernährungsplan und die erlaubte Kalorienzahl. Oder an einen Bewegungsplan mit Ausdauer- und Kraftsport. Wichtig sei, so wird mir versichert, eine psychologische Betreuung, wenn man aufgrund von Depressionen, Angststörungen oder Traumata zu übermäßigem Essen neigt.

Ans Eingemachte geht es, wenn Medikamente zum Einsatz kommen: Es gibt Tabletten und Spritzen gegen Übergewicht, die das Hungergefühl reduzieren, eine schnellere Sättigung sichern und die Kalorienabsorbierung reduzieren. Außerdem gibt es Proteinriegel, die statt Zucker, Fetten und Kohlehydraten viele Vitamine und Nährstoffe enthalten.

Stark adipösen Menschen bleibt die ultimative Hammer-Methode des operativen Eingriffs in den Magen-Darm-Trakt.

Zu all diesen Vorschlägen serviert man mir deren Schwachstelle: 90 Prozent aller Versuche scheitern. Wozu also Mühen und Kosten, wenn's eh kaum nützt?

26. Dezember
Weihnachten! Das Fest der Liebe, des Lichts, der Familie, der Geschenke, der Hoffnung und des guten Essens. Zumindest in unserer Familie. Gut essen hieß für mich stets auch viel essen. Qualität in Quantität sozusagen.

In der Nacht merke ich, wie sich ein Schweregefühl meines Körpers bemächtigt, etwas, das ich in den vergangenen Wochen nicht mehr gekannt habe, geschweige denn gewohnt war. Ich muss schleunigst wieder zu meinem neu erlernten Rhythmus kommen, dieser segensreichen Kombination aus Essen, was gefällt, aber weniger als möglich, zu bestimmten Tageszeiten, und doch ohne das Gefühl, verzichten zu müssen. Eine ganz gute Zusammenfassung, die ich da zu Weihnachten geschenkt bekam.

3. Jänner
Früh: 79,4 Kilo.

Objektiv ist kein Fortschritt bemerkbar. Aber nach Weihnachten, Silvester und den Familienessen hätte es gewichtsmäßig schlimmer kommen können. Dafür bin ich dankbar. Aber jetzt heißt es wieder: Fokus halten!

5. Jänner
Früh: 78,6 Kilo.

Es geht noch was.

6. Jänner
Früh: 78,8 Kilo.

Das sind minus 5,2 Kilo. Für die ersten vier Monate bin ich zufrieden. Aber: Nachhaltig und dauerhaft wirksam kann meine Gewichtsreduktion nur werden, wenn sich nicht allein der Körper, sondern der gesamte Organismus auf die neue Situation eingestellt hat. Vielleicht gilt auch hier der Spruch, den man nomadischen Indianern zuschreibt: »Wenn du an einen neuen Ort kommst, warte, denn es braucht Zeit, bis die Seele nachkommt.«

Ich muss ernsthaft an mehr Bewegung denken. Wobei denken allein nicht genügt, ich muss es auch tun, um die Stagnation nach den Monaten reinen Dinner-Cancellings zu überwinden. Außerdem beginnt mir, der Begriff Intervallfasten aufzustoßen. Ist zwar nichts anderes als 16/8 oder DC, erinnert mich aber zu sehr an Verzicht und Hungerkunst. Ich glaube, dass ich wie wahrscheinlich die meisten Menschen in unseren

Breiten schlicht und einfach zu viel esse und das auch nicht unbedingt gesund.

7. Jänner
Widerstand, Widerstand, Widerstand!
Wogegen? Motto: Fett zu Muskel? Es nützt nichts. Ich muss sie gehen, die nächsten Schritte.

8. Jänner
Früh: 78,8
Untertags: 9.500 Schritte, 6,7 Kilometer.

10. Jänner
Früh: 79,5
Untertags: 10.000 Schritte, 7 Kilometer.

12. Jänner
Früh: 78,4
Untertags: 7.400 Schritte, 4,9 Kilometer.
Wenn man nicht wirklich Sport betreibt wie ich, ist Gehen in den Bergen eine gute Alternative. Die häufig als Minimum genannten 150 Minuten Bewegung in der Woche halte ich für zu wenig. Das ist nicht einmal eine halbe Stunde pro Tag. Auf die bin ich vorher auch schon gekommen. Ob 10.000 Schritte tatsächlich jeden Tag möglich sind? Mal schauen.

16. Jänner
Früh: 78,7
Untertags: 11.200 Schritte, 7,5 Kilometer.

21. Jänner
Früh: 78,3 Kilo.
Untertags: 6.300 Schritte, 3,7 Kilometer.

23. Jänner
Früh: 77,6 Kilo.
Untertags: 5.500 Schritte, 4,0 Kilometer.

24. Jänner
Früh: 77,5 Kilo.
2.400 Schritte, 1,6 Kilometer. So viel zu den 10.000 Schritten jeden verdammten einzelnen Tag. Irgendwo habe ich gelesen, dass 8.000 auch reichen.

Ich habe solche Lust, Gewicht zu verlieren, und das, ohne auf den Genuss zu verzichten. Es fühlt sich angenehm an, dass die Hosen jetzt besser passen.

Wieder einmal mache ich mir Gedanken über die vielen verschiedenen Fastenkuren, Diäten und Ernährungsrichtlinien, die in Büchern und Kursen angeboten werden. Ich habe sie mir angeschaut, ich wollte wissen, was man tun soll, um Gewicht zu verlieren. Ich überschlage, was ich davon verstanden habe.

Low Carb: weniger Kohlehydrate, Ersatz durch fettreiche Lebensmittel.

Atkins-Diät: vor allem kohlehydratarme pflanzliche Lebensmittel wie Salat und Gemüse, weniger Zucker und Weißmehlprodukte.

Schlank im Schlaf: Ernährung zum richtigen Zeitpunkt unter Berücksichtigung von Biorhythmus und Insulinspiegel. Die Insulin-Trennkost soll den Insulinspiegel möglichst niedrig halten und die körpereigene Fettverbrennung erleichtern.

Dukan-Diät: eine hauptsächlich aus Eiweiß bestehende Ernährungsweise, die weitgehend auf Kohlehydrate verzichtet.

LOGI-Methode: auch hier der Verzicht auf übermäßige Kohlehydratzufuhr und dafür mehr Eiweißlieferanten.

South Beach Diät: komplette Einschränkung von Kohlehydraten (Verzicht auf Brot, Nudeln, Reis, Kartoffeln, Backwaren, Süßigkeiten, Zucker), stattdessen ausreichend Gemüse und Fisch.

Paleo: (vermeintlich) zurück in die Steinzeit mit allem, was angeblich damals verfügbar war. Fleisch, Fisch, Gemüse, Obst und Nüsse, nicht aber Getreide, Hülsenfrüchte, Zucker oder Milchprodukte.

Keto: wenige Kohlehydrate, dafür mehr Fett und Eiweiß als bei normaler Mischkost.

Dash: Umstellung auf fett- und cholesterinarme Ernährung mit einem hohen Anteil an Gemüse und Obst, aber wenig Salz

Kohlsuppendiät: vorwiegend verschiedene Kohlsuppen über eine oder mehrere Wochen hinweg. Hoher Gewichtsverlust, Furzen inbegriffen.

Glyx: überwiegend Lebensmittel mit einem niedrigen glykämischen Index. Die Mengen an Fetten, Proteinen und Kohlehydraten und der physiologische Brennwert der Nahrung sind nachrangig.

Montignac: Nach dem Erfinder Michel Montignac ist fürs Abnehmen nicht die Menge entscheidend, sondern ob und wie stark ein Lebensmittel zur Insulinausschüttung führt.

Es ist Ende Jänner 2022. Mein Selbstversuch ist beendet. Ich wiege 6,5 Kilo weniger als am 6. September 2021. Es waren fünf Monate, in denen ich mich besser kennengelernt habe.

Was habe ich aus meinem Selbstversuch gelernt?

Schnell und doch nachhaltig abzunehmen, ist in der menschlichen Natur nicht vorgesehen. Es braucht Geduld, Zeit, Vertrauen und radikale Bewusstwerdung seiner selbst, um lange geübte Gewohnheiten zu verändern. Unbewusst, aber deutlich wirken die Muster und Programme aus der Kindheit, die ich von den Eltern, Großeltern, der Familie übernommen habe. Wenn man bereit ist zur Veränderung, taucht man tief ins Unbewusste hinein, um zu erkennen, womit übermäßiges Essen denn überhaupt zusammenhängt.

In allen unseren Lebensbereichen ist Tempo angesagt. Beim Abnehmen nicht. Mir wurde eine Faustregel immer wahrscheinlicher: So lange es gedauert hat, Gewicht zuzunehmen, so lange dauert es, es wieder abzunehmen.

Erfreulich sind die side effects, die sich bei mir eingestellt haben. Ich esse – zumindest meistens – bewusster, gönne mir ein längeres, umfangreicheres Frühstück und trinke seltener Bier oder anderen Alkohol am Abend. Ich stelle mir öfter vor, schlank zu sein, habe Interesse am Kochen und Backen entwickelt, sehe seltener fern und schnaufe weniger beim Schuhezubinden. Mein Sodbrennen ist verschwunden, Blutdruck, Cholesterin und Lipidwerte sind im Normalbereich.

Betrachtet man die Zahlen auf der Waage, gibt es ein Auf und Ab, ein Stagnieren und ein paar Rösselsprünge. Es gibt aber auch ein Hoffen, Wünschen, Freuen und Verzweifeln, es gibt Zorn und Wut. Ich habe erfahren, welche psycho-regulative Bedeutung Essen über die erforderliche Nahrungsaufnahme zur Lebenserhaltung hinausgehend für mich hat. Ich erkenne auch, dass Dinner-Cancelling allein nicht sehr effektiv ist, um mein Fett abzubauen, dass Bewegung notwendig und Krafttraining von Nutzen ist.

Abnehmen ist kein rein physischer Vorgang, es beansprucht den gesamten Organismus. Man kann mit Brachialmethoden oder mithilfe von Gruppendruck abnehmen, man kann die Scham bemühen oder Gewicht rasch und radikal durch eine Erkrankung verlieren. Der Körper lässt sich das schon gefallen. Doch solche Abnehmkuren gleichen Parforcejagden mit fraglichem Ziel. Den Kern der unfreiwilligen und unerwünschten Gewichtszunahme wird man dadurch nicht freilegen, als Lohn winkt der Jo-Jo-Effekt.

Wir alle sind voneinander abhängig und miteinander verbunden. Wir brauchen die Fähigkeit zu unterscheiden, welchem Arzt, Ernährungsberater oder Therapeuten wir vertrauen. Mir sind die Experten am liebsten, die aus eigener Erfahrung, mit der notwendigen Geduld und ihrem Fachwissen Veränderung unterstützen können. Nicht zuletzt deshalb habe ich diesen

Selbstversuch unternommen. Und natürlich wegen der 6,5 Kilo, die ich auf dem Weg verloren habe. Ich hoffe, ich finde sie nie wieder.

Kapitel 6
Ziel ist, das Altern gesund und erträglich zu machen. Vorsorge heißt, schneller zu sein als das Alter. Genau das untersucht die Forschung.

Wenn man es sehr vereinfacht, heißt Leben, gleichzeitig in zwei gegensätzliche Richtungen unterwegs zu sein. Während wir uns unaufhaltsam dem Alter entgegenbewegen, tun wir jede Menge Ungesundes und versuchen zur selben Zeit, immer gesünder zu werden. Prävention ist also ein Wettlauf gegen unseren eigenen Verfallsprozess, den wir gleichzeitig fördern. So etwas nennt man ein Paradoxon.

Kann das gutgehen? Wie lange hält der Körper dieses Gezerre aus? Ist es letztlich ein Nullsummenspiel, bei dem man sich die Vorsorge sparen könnte, indem man die Jugendsünden weglässt? Geht das überhaupt? Der Alterungsprozess gewinnt doch auf jeden Fall, die Frage ist nur, wann und mit wie vielen Schmerzen.

Altern ist kein bewusster Vorgang, wir tun es einfach. Es beginnt etwa mit 25 Jahren, da ist der menschliche Körper vollständig entwickelt, wir stehen am Zenit unserer Leistungsfähigkeit und sind überzeugt, dass sich an diesem Zustand niemals etwas ändern wird.

Alter begreifen wir in der Zeit nicht oder als etwas Zukünftiges, das wir uns aber nicht vorstellen können, obwohl es rund um uns herum ständig zu beobachten ist. Mit dem Altern ist es wie mit dessen Ende: Jeder von uns weiß, dass er sterben muss, glaubt aber, dass es ihn nicht betrifft.

In dieses Mindset hinein tapst der Gedanke der Vorsorge. Da braucht es schon einen verdammt guten Versicherungsvertreter, der einem das plausibel verklickert. Denn nichts anderes ist diese Prävention: eine Versicherung für etwas, das in einer ungewissen Zukunft liegt, auch wenn es wesentlich verlässlicher eintritt als ein Hausbrand. Die Wahrscheinlichkeit, dass wir altern, beträgt 100 Prozent, fragt sich nur, mit welchen Begleiterscheinungen.

Schauen wir uns den Alterungsprozess einmal genauer an. Was an uns altert wann?

Man nimmt an, dass sich die Alterung schleichend vollzieht. Sie hinterlässt ihre Spuren permanent, immer im selben Tempo. Der Organismus schlendert quasi so langsam und stetig ins Alter, dass man es (das Alter) die längste Zeit gar nicht wirklich bemerkt. In der Universität Standford ist man da anderer Meinung. Dort entdeckte man nämlich, dass das Alter in Wellen über uns hereinbricht, untermauert von einer Studie, die 2021 im Fachblatt *Nature Medicine* veröffentlicht wurde.

Die Untersuchung stützt sich auf die Analyse des Blutplasmas von mehr als 4.000 Testpersonen zwischen 18 und 95 Jahre. Es ging dabei vor allem um 3.000 Eiweiße, deren Anteil im Blut sich über Jahrzehnte hinweg nicht verändert, bis plötzlich erhebliche Schwankungen auftreten. Obwohl Menschen sehr unterschiedlich altern, zeigten sich die Veränderungen auf der Protein-Ebene rund um das 34., das 60. und das 78. Lebensjahr. Die Wissenschaftler stellten einen Zusammenhang zu generellen Veränderungen im Körper her und schlossen auf drei große Wellen des Alterns.

Im Detail knabbert das Alter dennoch schon sehr früh an uns herum, und das mit Appetit. Ein paar Meilensteine:

Ab dem 15. Lebensjahr lässt die Elastizität der Augenlinse nach. Interessant, weil Masse und Volumen der Linse zeitlebens zunehmen. Mit 70 etwa ist sie dreimal so schwer wie bei einem Neugeborenen.

Ab dem 20. Lebensjahr schrumpfen wir.

Ab 25 werden Schleimhaut und Bindegewebe schlechter durchblutet und dünner.

Ab 30 bekommen wir es mit poröseren Filtern der Niere zu tun. Im Grunde funktioniert die Filterleistung bloß die ersten drei Jahre unseres Lebens auf dem Maximum, die Durchblutung läuft auf Höchstniveau bis wir acht sind. Bei einem Drittel von uns sinken diese beiden Werte mit Ende 20, Filterkörperchen verkümmern und Nierenkanäle sterben ab. Das hat zur Folge, dass Medikamente nicht mehr so schnell abgebaut werden, was wiederum bedeutet, dass die Gefahr einer Überdosierung größer wird. Bei jedem Dritten, dessen Filter intakt bleiben, verschlechtert sich die Nierenleistung auch im Alter nicht.

Ab 30 sagen die Muskelzellen leise servus. Sie werden weniger und kleiner. Ab dem 50. Lebensjahr wird das Servus deutlich lauter. Man muss dazu nicht unbedingt ein Couchpotato sein, der Muskelschwund liegt auch daran, dass motorische Nervenbahnen verkümmern. Das macht den intakten Nerven einige Mühe, weil sie dann weit größere Muskelbereiche zu stimulieren haben. Das ist auch der Grund, warum wir uns im Alter auch mit der Feinmotorik schwerertun.

Ab 30 bekommt das Herz mehr Stress. Die Arterien sind schon dabei, steifer zu werden und ihre Wände zu verdicken, jetzt wirkt sich das erstmals aus. Das Herz muss mehr pumpen, der Blutdruck erhöht sich, die maximale Herzfrequenz unter Belastung sinkt. Mit 20 bringt es das Herz mit Leichtigkeit auf 200 Schläge pro Minute, mit 80 schafft es im besten Fall 160.

Ab 30 werden wir zunehmend dünnhäutiger. Der Rückgang von Melanozyten und Langenhans-Zellen schwächt den UV-Schutz und die Immunabwehr. Im Alter wird die Haut um 20 Prozent dünner geworden sein, mit 90 haben wir 30 Prozent weniger Tastkörperchen unter der Haut als mit 20.

Ab 35 geht uns die Luft aus. Die beste Zeit der Lunge ist vorbei. Bei Männern arbeitet sie von 25 bis 35 in Höchstform, bei Frauen mit 20 bis 35, sie haben also einen längeren Atem. Danach sinkt das Lungenvolumen, die sogenannte Ein- und Ausatemkapazität lässt nach, sie ist mit 65 um 22 Prozent geringer als bei 20-Jährigen. Das bedeutet vor allem, dass wir nicht mehr so viel Sauerstoff aufnehmen können und dass wir beim Sport nicht mehr mit den Jungen mithalten können. Die Zeit der Höchstleistungen ist passé.

Und jetzt die guten Nachrichten.

Das Gehirn des Menschen schrumpft, aber erst ab 65. Vorher wird es nach und nach langsamer, das Reaktionsvermögen wird gedrosselt. Nervenimpulse können nicht mehr so blitzartig verarbeitet werden. Auf die Intelligenz an sich hat selbst ein hohes Alter keinen Einfluss.

Sex geht immer. Bei Frauen altern die Eizellen als erstes, weil sie eine der größten Zellen im weiblichen Körper sind. Männer müssen ab 25 mit einem sinkenden Testosteronspiegel rechnen. Beides wirkt sich auf die Fruchtbarkeit aus. Die beste Zeitspanne, um schwanger zu werden, liegt biologisch zwischen 22 und 31. Früher war das ausreichend, in den 1970ern lag das durchschnittliche Alter von Erstgebärenden bei 24 Jahren. Mittlerweile schiebt der Trend zur späten Mutterschaft die Möglichkeiten immer mehr aus dem optimalen Zeitfenster hinaus, aber das nur nebenbei. Für die Machart gilt jedenfalls kein Ablaufdatum. Für sexuelles Interesse ist kein biologischer Endpunkt bekannt.

In den späten 20ern ist der Körper den Veränderungen des Alterns ausgesetzt. Er geht praktisch von der Wachstums- in eine Verwaltungsphase über. Er baut ab und regeneriert., verliert und produziert nach, lässt verkümmern und erneuert. Und bei dieser Verwaltungsarbeit kann man ihm nach Kräften helfen. Vordergründig, damit nicht nur Bauch und Hüftumfang wachsen. Langfristig, damit wir den Lebensmotor generell möglichst reibungslos am Laufen halten können.

Die Energie dazu liefern dem Körper winzige Kraftwerke in den Zellen, die sogenannten Mitochondrien. Prävention lässt sich also auch als Wartungsarbeit sehen. So wie jede Maschine ohne regelmäßiges Service irgendwann kaputtgeht, gibt es auch im Gebäude Mensch Pannen, die vorauszusehen man kein Prophet sein muss. Natürlich haben wir eine ganze Reihe Reparaturmechanismen. Eine der wichtigsten ist die Autophagie, unsere zellulare Müllabfuhr. Sie sorgt dafür, dass schadhafte Zellen oder Stoffwechselprodukte wieder abgebaut werden, und benutzt defekte Teilchen, um aus ihnen Neues zu machen.

Auch diese Autophagie, einen still und leise in den Zellen ablaufenden Prozess, können wir vorsorglich unterstützen. Mit Nahrungskarenz lässt sich die innere Müllabfuhr anknipsen. Nicht zuletzt ist Fasten eine effiziente Art der Vorsorge, egal, in welcher Form man sie betreibt. Sei es Heilfasten über eine Woche hinweg. Sei es Intervallfasten mit der 16/8-Methode, bei der nur innerhalb von acht Stunden gegessen wird, um dem Körper 16 Stunden lang Gelegenheit zu geben, sich vom permanenten Nahrungsnachschub zu erholen. Sei es, wie Bernhard Ludwig es bekannt gemacht hat, einen Tag zu essen und einen Tag zu fasten.

Wie sehr wir unserem Körper in seiner Jahrzehnte andauernden Verwaltungsphase unter die Achseln greifen, entscheiden wir selbst. Je früher wir damit anfangen, desto besser. Beim Auto finden wir das Prinzip ja mehr als einleuchtend. Selbst bei Neuwagen halten wir die Servicetermine ein, um später für Reparaturen nicht so bald, nicht so oft und nicht so gravierend in die Werkstatt zu müssen.

Und damit sind wir bei einem gewissen David Sinclair, Biologe, Professor an der Harvard Medical School in Boston und Direktor des Fachbereiches zur Erforschung der biologischen Mechanismen des Alterns.Ein Experte in Altersfragen, der 2019 mit einer provokanten These aufhorchen ließ. Sein Buch »Das Ende des Alterns« hat für Aufregung gesorgt. Denn er ist der Meinung, dass Altern kein unvermeidliches Schicksal sei, sondern eine Krankheit. Und sie könne schon heute behandelt werden. Zentraler Gedanke dieser revolutionären Sicht der Dinge ist: Ein biologisches, physikalisches oder chemisches

Gesetz, das bestimmt, dass Organismen altern müssen, gibt es nicht. Sinclair argumentiert mit Methusalems aus der Tier- und Pflanzenwelt. Tatsächlich existieren auf unserem Planeten Lebewesen, die steinalt werden können. Vom Grönlandhai hat man in dem Zusammenhang vielleicht schon gehört, sein biblisches Alter geht fast auf die 400 Jahre zu. Da hätte er gerade noch den Prager Fenstersturz miterlebt, den folgenden Dreißigjährige Krieg verschlief er dann quasi als Neugeborenes.

Ein zwei Meter großer Riesenschwamm mit dem anspruchsvollen Namen Anoxycalyx Joubini lebt auf dem Meeresgrund der Antarktis und wird unglaubliche 10.000 Jahre alt. Als er diese Laufbahn startete, ging gerade die letzte Eiszeit auf der Erde zu Ende und der Meeresspiegel lag 130 Meter unter dem heutigen Niveau.

Und die Qualle Turritopsis Nutricula hat sogar die Fähigkeit, sich selbst zu verjüngen und ist damit eigentlich unsterblich, sofern das vier bis fünf Millimeter kleine Tierchen nicht irgendwann gefressen wird. Wenn solche Altersrekorde möglich sind, fragt man sich unwillkürlich, warum der Mensch sich mit der 100-Jahre-Marke herumplagt.

Das Problem des Alterungsprozesses liegt laut Sinclair ganz woanders. Schaut man sich nämlich unsere Zellen genauer an, können sie sich entweder nur auf die Langlebigkeit oder nur auf Wachstum und Fortpflanzung konzentrieren. Beides gleichzeitig geht nicht.

Vertiefen wir uns in die innersten Feinheiten des Alterungsprozesses. Schauen wir in uns hinein, sehen wir uns in den Zellen um, besteigen wir die Gen-Strickleiter unserer DNA.

In den menschlichen Zellen stecken digitale und analoge Informationen. Der digitale Code ist die Abfolge von Basenpaaren auf der Gen-Strickleiter, unserer DNA. Die analoge Information ist das Epigenom.

Der genetische Code gilt für alle Lebewesen und ist die Übersetzung der Abfolge von Basen in der DNA in Aminosäuren, den Bausteinen der Proteine. Aus einem DNA-Abschnitt, also einem Gen, kann der Bauplan eines Proteins abgelesen und umgesetzt werden.

Verschiedene Teile unserer spiralförmig gewundenen DNA-Strickleiter sind immer aktiv, andere immer inaktiv. Man kann sich das vorstellen, wie eine Schablone mit ein paar Löchern, die man über ein mit Text beschriebenes Blatt Papier legt. Text, der allerdings nur aus den vier Buchstaben C, T, G und A besteht, die für die Basen der DNA stehen. Manche dieser Buchstaben sind durch die löchrige Schablone sichtbar, andere nicht.

Es ist eine Art Ein- und Ausschalten, das bewirkt, dass die Zellen, die grundsätzlich alle den gleichen DNA-Code besitzen, trotzdem ganz unterschiedliche Aufgaben im Körper übernehmen können. Zellen in der Darmwand haben zum Beispiel eine gänzlich andere Funktion als etwa Bipolarzellen, die im Auge sitzen. Der menschliche Körper besteht aus insgesamt mehr als 200 Zelltypen, in denen verschiedene Gene aus- oder eingeschaltet sind.

Allerdings war die Natur hier etwas zu sparsam. Denn das Aktivieren der Gene muss von ein und demselben Protein erledigt werden, das auch für die Reparatur der DNA verantwortlich ist. Bleiben wir bei unserem Beispiel der Schablone, und nehmen wir großzügig an, dass sie nicht nur Buchstaben verdeckt und freilegt, sondern auch in der Lage ist, so nebenbei Schäden in der DNA zu reparieren. Das sind zwei Jobs auf zwei verschiedenen Arbeitsplätzen und bedeutet, dass die Schablone ständig von ihrer ursprünglichen Aufgabe, Buchstaben zu verdecken und freizulegen, abgezogen wird. Und, schwups, liegen die Buchstaben auf dem Blatt Papier darunter offen da. C, T, G, A, alle praktisch eingeschaltet. Wenn das oft passiert, weiß die Zelle irgendwann nicht mehr, welche Spezialisierung sie eigentlich hat. Je mehr Zellen sich nicht mehr auskennen, desto mehr wirkt sich das auf die Organe, auf den gesamten Organismus aus. Dieses Chaos nennt man Alterung.

Die Fragen, die mit dem Wissen über diese Vorgänge aufkamen, warten immer noch auf Antworten. Würden wir langsamer altern, wenn wir es schaffen, den Proteinen, die unsere Gene ein- oder ausschalten, eine ihrer zwei Aufgaben abzunehmen? Vielleicht könnten wir den Körper auch dazu bringen, mehr dieser Proteine herzustellen, um ihnen ihre Arbeit zu erleichtern. Wir könnten auch versuchen, diese fleißigen Eiweiße – ihr wissenschaftlicher Name ist übrigens Sirtuine – noch effizienter und schneller zu machen.

Einiges gelingt schon auf dem Sektor. Das in Rotwein enthaltene Resveratrol, das in der Anti-Aging-Medizin schon verbreitet Einsatz findet, dürfte ebenfalls einen positiven Einfluss auf die Arbeitsmoral der Sirtuine haben. Das wissen wir von Versuchen mit Labormäusen. Resveratrol schützt sie vor verschiedenen Krankheiten und verlängert ihre Lebensdauer um 20 Prozent.

Metformin ist eigentlich ein Diabetesmedikament, aber es kann mehr. Studien haben gezeigt, dass Diabetespatienten deutlich weniger erkranken, darunter auch an bestimmten Krebsarten. Die Nachricht aus dem Mäuselabor: Die Lebensdauer der Tiere stieg um sechs Prozent.

Ein vielversprechender Ansatzpunkt ist der Kraftstoff der Sirtuine: Nicotinamid-Adenin-Dinucleotid, kurz: NAD. Mit zunehmendem Alter nimmt die NAD-Produktion ab, und dort müsste man eingreifen. Mehr NAD, mehr Power in den Sirtuinen, mehr junge Jahre. Der NAD-Spiegel im Körper lässt sich tatsächlich erhöhen, auch das ergaben bereits Versuche mit Labormäusen. Nachdem man ihnen NMN, Nicotinamid Mononucleotid, ins Essen gemischt hatte, wurden sie nicht nur agiler, sie lebten auch länger.

Geforscht wird viel. Es fehlt nur noch an handfesten Studien, um diese Stoffe auch beim Menschen einzusetzen. Momentan konzentriert man sich in den Forschungen auf zellulärer Ebene für ein gesundes Altern auf Modellsysteme unter Nutzung der Künstlichen Intelligenz. Ganz oben auf dieser Liste stehen NAD und Stoffe, die den NAD-Spiegel im Körper erhöhen könnten: NMN, Nicotinamid Ribosid, kurz NR, und NMNH, reduced nicotinamide mononukleotid.

Beim jährlichen Meeting von rund 2.000 Altersforschern, das analog und virtuell im Jahr 2021 in Kopenhagen stattfand, präsentierte man die Erkenntnisse. Der Zwischenstand ist laut National Libary of Medicine erfreulich. Versuchspersonen, die über Monate hinweg NMN erhielten, verbesserten ihre Ausdauerleistung im Vergleich zu Gleichaltrigen um 50 bis 80 Prozent. Eine Leistungsverbesserung um 50 bis 80 Prozent wäre umgelegt auf ein Auto etwa so, als würde man einen zweiten Motor einbauen.

Ähnliche Effekte wurden auch bei 32 Monate alten Mäusen beobachtet, was umgerechnet auf den Menschen einem Alter von 80 Jahren entspricht. Man dürfe, so heißt es, davon ausgehen, dass NMN uns bei der Erhaltung und Wiederherstellung von Muskelgewebe im Alter unterstützen könne und damit die negativen Auswirkungen des Alterns verhindere.

Ein weiteres Ergebnis der Tagung betrifft die Seneszenz. Der Begriff Seneszenz beschreibt ein Phänomen, bei dem Zellen ab einem gewissen Alter aufhören, sich zu teilen. Senolytika sind Substanzen, mit denen dieses Phänomen gestoppt werden kann. Im Labor führen die Hemmstoffe Quercetin und Dasatinib bei Mäusen dazu, dass seneszente Zellen absterben. Ohne diese kranken Zellen werden die Mäuse dann gesünder alt.

Der Tenor der Tagung in Kopenhagen ist ein heller Sopran. Die Arbeit der Wissenschaftler wird zwar noch Herausforderungen beggnen, aber es zeichnet sich doch ganz klar ab, dass Alterungsprozesse keine unabänderlichen Vorgänge sind. Altern wird durch Stammzellverjüngung oder Senotherapeutika zu einer behandelbaren Krankheit und damit ist auch ihre Heilung in Sicht. »Die Zukunft ist«, so das Resümee der Konferenz, »strahlend.«

Alles beruht auf Vorsorge, auf Weitsicht. Medizinische Prophezeiungen, an die sich manche Menschen klammern wie an den Strohhalm Gottes.

Prädiktive Medizin

Die neue prädiktive Medizin ist ein Gebiet der Medizin, das die Wahrscheinlichkeit von Krankheiten vorhersagen kann. Einem Patienten kann damit eine Erkrankung vorausgesagt werden und damit diese erst gar nicht ausbricht, werden vorab gleich Präventionsmaßnahmen eingeleitet.

Das ändert die Medizin von reaktiv in proaktiv. Es wird nicht erst reagiert, wenn etwas passiert ist, es werden vorab Maßnahmen gesetzt, damit eben gar nichts passieren kann. Allerdings steckt die Entwicklung noch ganz am Anfang.

Das neueste medizinische Tool ist die sogenannte prädiktive Analytik. Sie speichert jede digitale Messung in einem digitalen System. Damit können etwa die Parameter eines Bluttests, der vor 20 Jahren stattgefunden hat, mit nur einem Klick abgerufen werden. Und dieser eine Messwert kann etwa mit den Messwerten der näheren Vergangenheit abgeglichen werden. Er kann aber auch mit Millionen anderer Patienten weltweit abgeglichen werden. Theoretisch.

Dabei muss natürlich der Datenschutz in Übereinstimmung mit den Rechtsvorschriften gewährleistet werden. Aber praktisch sind die Untersuchungs- und Therapie-Ergebnisse anderer Patienten eben nur einen Klick entfernt. Schon heute muss man in einem Labor – wenn ein Arzt eine Blutuntersuchung angeordnet hat – eine Erklärung unterschreiben, damit die Daten des Bluttests direkt an den Arzt weitergeleitet werden können und dürfen. Für den Patienten ist das aber in dem Fall egal, weil der Arzt, der die Blutuntersuchung angeordnet hat, die Daten schließlich auch erhalten soll, um eine etwaige Therapie zu bestimmen.

Schon heute schauen die meisten Ärzte länger auf den Bildschirm ihres Computers als auf den Patienten, weil im Computer deren ganze Krankheitsgeschichte steht, für die sie früher ein längeres Gespräch geführt haben. Wir erkennen den – oben erwähnten – Faktor Zeit. Es braucht ein ganzheitliches Verstehen, um zu verstehen, was dem Patienten gerade jetzt fehlt. Die KI und die digitale Gesundheitsfürsorge sollen viele dieser Probleme lösen. So ermöglichen die neuen Tools nicht nur die Speicherung der bereits vorhandenen Ergebnisse, daraus wird eine Beratung erstellt und der Herr Doktor erhält Entscheidungshilfen vom System.

Eine so gewonnene Analyse hilft, Krankheiten frühzeitig zu erkennen, anhand der vorliegenden Daten auch vorauszusagen, welche zukünftigen Ergebnisse zu erwarten sind, und Therapien zu empfehlen. Es erübrigt sich zu erwähnen, dass dies die Arbeit der Ärzte und Ärztinnen wesentlich vereinfachen wird. Vielleicht erübrigen diese Tools auch irgendwann ein ganzes Medizinstudium. Oder es ergibt sich ein neuer Berufszweig? Kränkelnde Menschen gehen dann zum Gesundheitsinformatiker, der schaut in seinen Computer und verschreibt das oder jenes Medikament oder schickt gegebenenfalls den Patienten zum Spezialisten – einem echten Arzt – weiter.

Personalisierte Medizin

Die Medizin bewegt sich eigentlich schon seit mehr als einem Jahrzehnt hin zur Personalisierung. Sie baut heute darauf auf, dass es für eine Erkrankung eines Patienten vielleicht zwei, drei Medikamente gibt. Damit soll er wieder geheilt werden. Wenn man zum Beispiel Blutdruck behandeln will, gibt es die Betablocker und noch ein paar andere Sachen, die verschrieben werden könnten. Im Großen und Ganzen ist der Zugang zur Behandlung von Patienten mit hohem Blutdruck die Senkung mittels verschiedener Medikamente. Dann schaut man, wie das bei dem Patienten funktioniert und passt die Therapie an.

Mit den neuen Technologien ist das anders. Zuerst hat man in der Onkologie die genetische Forschung mit dazu genommen. Da wurde und wird wirklich jeder Patient einzeln untersucht, auch genetisch, um die Art des Krebses herauszufinden. Diese Bewegung geht jetzt langsam auch in andere Bereiche der Medizin. Am schnellsten wird das aktuell in der Neuro-Demenz angenommen, weil die Standardtherapien hier nicht sehr gut funktionieren. Und deswegen hat man gesagt: »Lass uns das personalisiert anschauen.« Langsam kommen auch andere Organe des Menschen, wie etwa Herz, Nieren und Lunge dazu. Ein Bereich, der noch nicht personalisiert wurde, ist die Vorsorge. Denn nicht nur die Behandlung, sondern auch die Vorsorge kann auf die Person abgestimmt sein. Beispielsweise das Fasten. Wir wissen, dass dadurch die Autophagie aktiviert wird, das Recycling in den Zellen. Fasten schafft aber auch bei den meisten Menschen weitere positive Effekte, der Herzkreislauf wird nach nur wenigen Wochen angekurbelt. Allerdings gibt es ungefähr ein Fünftel der Bevölkerung, das auf Fasten gar nicht anspricht. Bei diesen Menschen ist keine Senkung des Blutdruckes oder andere Benefits zu sehen. Eine Studie von 2021 hat gezeigt, dass das mit den Bakterien im Darm, mit dem Mikrobiom, zu tun hat. Jeder Mensch ist verschieden. Daher sollte auch die Medizin jeden entsprechend anders behandeln.

In Singapur gibt es seit wenigen Monaten ein staatliches Institut für Langlebigkeit, genannt Longevity. Das ist kein Anti-Aging-Institut, bei dem man vielleicht an Botox und künstliche Brüste denkt. Dort wird mit prädiktiver Diagnostik gearbeitet und durch personalisierte Medizin ergänzt. Das Beste aus zwei Welten sozusagen.

Die Forscher haben eine große Aufgabe. Sie fragen: Wie können gewisse Erkrankungen in sehr frühen Stadien identifiziert werden? Wie kann man der Bevölkerung helfen? Das Ganze ist möglichst auf das Individuum spezialisiert. Die Regierung von

Singapur hat das Thema Longevity mit diesem Institut weltweit am schnellsten umgesetzt. Das Haus gilt mittlerweile als Vorbild. Unter anderem auch, weil die Asiaten ebenfalls mit der alternden Bevölkerung zu kämpfen haben. In manchen asiatischen Staaten hat die Ein-Kind-Politik zu diesem Problem beigetragen. Welche Effekte es hat, wenn sich der Staat der Vorsorge und Langlebigkeit der Bevölkerung annimmt, werden wir in den kommenden Jahren sehen.

Bei uns gibt es ein paar Unternehmen, Privatkliniken und natürlich die Pharma-Industrie, die sich auf das Thema Langlebigkeit gestürzt haben. Aber eine staatliche Institutionalisierung dieser Bewegung ist noch nicht wirklich erfolgt. In den USA gibt es das »National Institute of Ageing« (NIA), das sich mit der Erforschung von Langlebigkeit und Altern auseinandersetzt. Inwieweit soll aber der Staat überhaupt die Verantwortung für die Gesundheit der Bürger übernehmen? Das ist eine soziophilosophische Frage.

Eine Version der Zukunft ist nämlich, dass irgendwann einmal überwacht werden kann, wie viele Kalorien jede und jeder täglich zu sich nimmt. Und die Leute, die mehr als 2.500 Kalorien zu sich nehmen, kriegen dann bei der Sozialversicherung einen Minuspunkt, der sich später auf die Lebensversicherung auswirken wird. Das könnte alles kontrolliert werden. Heute gibt es nur Fragebögen, in denen beantwortet werden muss, ob man etwa Raucher ist oder irgendwelche Erkrankungen hat. Wer angibt, dass er regelmäßig Alkohol trinkt, eine Schachtel pro Tag qualmt und auch sonst kein Spitzensportler ist, lehnt sich ziemlich weit aus dem Fenster. Die Daten werden ja irgendwo gespeichert, und eine KI findet in einer Millisekunde heraus, wer die Gesundheitskasse mehr belastet oder nicht. Der Mensch ist längst nicht nur gläsern. Er ist ein komplexer Datensatz, der stetig wächst.

Kapitel 7
Fitness-Tracker, Smartwatches, KI (Künstliche Intelligenz) Das Sammeln unserer Gesundheitsdaten hilft bei der Prävention. Aber Vorsicht.

Auf die eigene Gesundheit zu schauen, war noch nie so einfach wie heute. Smartwatches oder Tracker zeichnen unsere Bewegung, unser Training und unsere Fortschritte auf, geben Feedback wie ein persönlicher Trainer und überwachen unsere Vital-Funktionen, als säße einem der Hausarzt Tag und Nacht im Nacken.

Durch die Analyse dieser Daten kann man den Gesundheitszustand berechnen, sogar Risiken für Verletzungen oder Erkrankungen erkennen. In Kombination mit KI lernen die tragbaren Helferlein aus den gesammelten Daten und geben dem Anwender personalisierte Tipps und Vorschläge, wie man seine Gesundheit verbessern kann.

Was können die kleinen Helferlein?

Die ersten tragbaren Herzfrequenz-Messgeräte schnallten sich Athleten bereits 1981 um. Das ist lange her, freilich, aber mittlerweile können die kleinen Dinger weit mehr – und das ohne Brustgurt. Mitte der Nullerjahre kamen die ersten Fitness-Tracker auf den Markt, deren Sensoren etwa auch die Laufstrecken oder die aktive Bewegung aufzeichnen konnten.

Die ersten Smartwatches hatten übrigens noch keine Gesundheitsfunktionen. Fürs Training musste daher immer das Gerät am Handgelenk gewechselt werden. Heute verfügen die meisten Smartwatches über Sensoren für die Aufzeichnung verschiedenster Körperfunktionen und werden in Online-Rankings, die die besten Fitnesstracker anpreisen, in einer Liste gemeinsam genannt.

Welche Sensoren haben die Armbänder und Uhren?

Bewegungssensor
Der Sensor registriert, wenn sich der Träger bewegt. Die Geräte erkennen auch selbstständig, wann der Träger eine Sporteinheit beginnt.

Beschleunigungssensor
Dieses Messinstrument erkennt, ob eine Geschwindigkeitszunahme oder -abnahme stattfindet.

Lagesensor
Bewegungs-, Beschleunigungs- und Lagesensor sind eine wichtige Kombination. Im Zusammenspiel können sie Bewegungen in drei Dimensionen wahrnehmen und erkennen, ob der Träger tatsächlich geht oder nur den Arm bewegt.

Schrittzähler
Er misst, wie der Name schon sagt, die Anzahl der Schritte. Sind die vorgegebenen sieben- oder zehntausend Schritte gegangen, spielt das Gerät Musik und gratuliert zum erreichten Ziel.

Aber die Tracker oder Smartwatches können auch feststellen, wenn man sich nicht bewegt. Nach einer Stunde ohne Aktivität fordert das Gerät Bewegung. Quasi: Jetzt komm schon!

Herzfrequenz
Auch der Puls wird gemessen, und zwar die ganze Zeit. So kann genau verfolgt werden, wie sich der Herzrhythmus entwickelt – vom Ruhepuls am Morgen bis zu etwaigen Spitzen am Tag, wenn gerade der Chef zur Tür reinschaut oder beim Training auf dem Laufband.

Stresslevel
Übrigens lässt sich aus der Veränderung der Herzfrequenz auch der Stresslevel bestimmen. Die Abstände zwischen zwei Herzschlägen, die Herzfrequenzvariabilität, ist ein Indikator für Stress. Bei einem erhöhten Stresslevel verlangt das Gerät sofortige Entspannung. Quasi: Jetzt langt's aber!

Achtsamkeit
Darunter werden verschiedene Atemübungen vorgeschlagen, die sich auf den Körper beruhigend auswirken. Damit soll sich der Stresslevel auch wieder schnell senken lassen.

EKG
Fürs EKG musste man früher ins Krankenhaus. Jetzt kann eine Smartwatch ein Elektrokardiogramm aufzeichnen. Die Untersuchung kann etwa Hinweise auf eine Verengung der Herzkranzgefäße, einen Herzinfarkt oder auf Rhythmusstörungen geben.

GPS
Mit dem GPS-Empfänger kann der Tracker oder die Smartwatch aufzeichnen, wo sich das Gerät und somit der Nutzer aufgehalten hat. Daraus wird die Gesamtstrecke, die benötigte Zeit und auch die Geschwindigkeit ermittelt.

Kalorienverbrauch
Durch die Bewegung berechnet die Smartwatch, wie viele Kalorien dabei verbraucht wurden. Mit einer App wird auch gleichzeitig überprüft, wie viele Kalorien zugeführt werden – wenn man ehrlich eingibt, was man gegessen hat.

Schlafaufzeichnung
Wenn die Smartwatch oder der Tracker nachts getragen wird, werden auch in der Ruhezeit Gesundheitswerte aufgezeichnet.

Daraus erstellt die Software ein Schlafprofil. Manche Geräte können dabei sogar zwischen Tiefschlaf, leichtem Schlaf und REM-Phasen unterschieden.

Welcher Traum es war, dafür reicht's noch nicht.

Eine Smartwatch oder ein Tracker ist klarerweise kein Ersatz für ein Schlaflabor. Aber die Geräte am Handgelenk können wichtige Hinweise auf etwaige Schlafstörungen liefern.

Natürlich gibt es auch sogenannte Senioren-Smartwatches. Statt die Geräte mit Funktionen zu überladen, setzen die Hersteller auf bewusste Reduktion. Sicherheit ist dabei das Wichtigste, so verfügen sie oft nur über eine Sturz- und Standorterkennung und einen automatischen Notruf.

Sensoren registrieren hier jede Bewegung und können berechnen, ob Opa oder Oma gestürzt ist. Dann sendet die Smartwatch gleich mehrere Anrufe aus, um Angehörige oder die Rettung zu informieren. Der genaue Standort wird ebenfalls übermittelt. Weil fast alle Senioren-Smartwatches eine eigene SIM-Karte besitzen, kann auch – ohne Notruf – damit telefoniert werden. So können Opa und Oma einfach mit Freunden oder der Familie über die Uhr am Handgelenk plaudern.

Die Sicherheit der Daten

Fitness-Tracker und Smartwatches sammeln unzählige Daten. Kritiker sprechen sogar von Datenkraken, also Systemen, die eben horrende Mengen an Daten sammeln. Und sammeln. Und sammeln. Mit der digitalen Verarbeitung muss die Sicherheit dieser Daten gewährleistet sein. Datensicherheitsfirmen arbeiten ständig an der Verbesserung ihrer Software. Kein System ist zu hundert Prozent sicher – es gilt so lange als sicher, bis es gehackt worden ist. Deswegen wollen sich viele nicht zum »gläsernen Menschen«, bei dem viele Informationen über die eigene Gesundheit offenliegen, machen lassen. Für viele ist auch das ständige Auf-die-Uhr-Schauen und das Herumdrücken am Smartphone zur Auswertung nur eine Spielerei, aber letztlich beschäftigt man sich so mit dem eigenen Körper, und das steigert das Gesundheitsbewusstsein.

Ein heißes Eisen: die Künstliche Intelligenz

Jede medizinische Untersuchung oder klinische Studie produziert ebenfalls Unmengen an Daten. Ein Beispiel zeigt, dass es ohne technische Unterstützung oft nicht mehr geht.

Bei einer klinischen Studie werden moderne Technologien eingesetzt, um Daten über das Mikrobiom, das Genom oder das Epigenom zu sammeln. Anschließend sollen sie ausgewertet werden. Nur eine Untersuchung eines Patienten führt dabei zu einer Datenmenge von insgesamt 70 Terabyte. Aktuelle High-End-PCs haben etwa einen Speicherplatz von einem, zwei oder maximal vier Terabyte. Als Richtwert gilt: Mit einem Terabyte Speicher können etwa 250 HD-Filme à 120 Minuten gespeichert werden.

Zurück zur Studie. Eine einzige Untersuchung ist oft nicht ausreichend. Wenn der Patient nach einem Monat, nach sechs Monaten oder einem Jahr wieder untersucht wird, ergibt das jedes Mal eine Datenmenge von 70 Terabyte.

Kein Molekularbiologe oder Arzt hat eine Chance, bei solchen Datenmengen die Komplexität zu verstehen. Die Analyse kann nur eine Künstliche Intelligenz (KI) durchführen.

Auch bei der Diagnostik kann die KI unterstützend sein. Dabei sei der oft zitierte Scanner von Muttermalen, der das Bild analysiert und vor Hautkrebs warnen kann, angeführt.

Andererseits, wenn im Computer die Analysen passieren, haben die Ärzte wieder Zeit, sich um den Patienten zu kümmern, ihn anzugreifen und ein Gespräch zu führen. Das heißt, der Einsatz von Künstlicher Intelligenz fördert sogar die Nähe zum Patienten.

Natürlich ist das ein heikles Thema, aktuell und hochbrisant. Die Europäer waren die schnellsten, wenn es darum ging, neue Richtlinien und Gesetze für Künstliche Intelligenz auf die Beine zu stellen. Das wird mittlerweile in der europäischen Kommission sehr stark diskutiert, und es gibt schon erste Entwürfe, die Künstliche Intelligenz zu regulieren. Interessanterweise ist bei den führenden Unternehmen weltweit auch kein einziges europäisches dabei. Die führenden sind die Chinesen und die Amerikaner, weil es dort keine Regulation gibt. Auch, weil die Entwickler dort zuerst bauen und erst dann schauen, was passiert.

Sam Altman, Chef von Open AI, das ChatGPT entwickelt hat, sprach sich bei einer Rede an der Universität Tel Aviv gegen eine Einschränkung von Künstlicher Intelligenz aus. »Ich glaube, es wäre ein Fehler, den Bereich jetzt stark zu regulieren oder zu versuchen, die unglaubliche Innovation auszubremsen.«

Der 38-Jährige gestand freilich ein, es gebe »das Risiko einer Superintelligenz, die nicht wirklich gut ausgerichtet ist«. Das sei »etwas, mit dem wir uns möglicherweise im nächsten Jahrzehnt auseinandersetzen müssen«. Für die entsprechenden Institutionen weltweit sei das kein langer Zeitraum, um sich darauf einzustellen. Bei einem Treffen mit dem israelischen Präsidenten Yitzhak Herzog betonte Altman, es müsse ein Weg gefunden werden, wie »wir diese sehr enormen Risiken eindämmen können«. Er schlug vor, eine globale Organisation zur Kontrolle der KI zu gründen, ähnlich wie die Internationale Atomenergiebehörde.

Experten befürchten weniger einen Aufmarsch der Killerroboter, vielmehr den Umstand, dass die KI zur Verbreitung von Fake News im großen Umfang missbraucht werden könnte. Heute schon können viele Menschen nicht mehr unterscheiden, was wahr oder künstlich generiert ist.

Aber interviewen wir die KI doch selbst.

Frage: Welche Gefahren gehen von der KI aus?
ChatGPT antwortet: Künstliche Intelligenz (KI) birgt sowohl Potenziale als auch Risiken. Hier sind einige potenzielle Gefahren, die im Zusammenhang mit KI diskutiert werden:

Arbeitsplatzverlust: Die Automatisierung durch KI kann zu Arbeitsplatzverlusten führen, insbesondere in Bereichen, die von Routinetätigkeiten abhängig sind. KI-Systeme können Aufgaben schneller und effizienter erledigen als Menschen, was zu einem Rückgang der Beschäftigungsmöglichkeiten in bestimmten Sektoren führen kann.

Ethik und Verantwortung: KI-Systeme werden von Menschen entwickelt und trainiert. Wenn die zugrunde liegenden Daten und Algorithmen nicht sorgfältig ausgewählt werden oder Voreingenommenheiten enthalten, können KI-Systeme diskriminierende oder unethische Entscheidungen treffen. Es besteht die Gefahr, dass KI-Systeme Vorurteile verstärken oder unfaire Praktiken unterstützen.

Datenschutz und Privatsphäre: KI-Systeme erfordern oft große Mengen an Daten, um effektiv zu funktionieren. Die Verwendung dieser Daten kann die Privatsphäre der Menschen gefährden. Wenn sensible Informationen in falsche Hände geraten oder missbraucht werden, kann dies schwerwiegende Konsequenzen haben.

Sicherheitsrisiken: KI-Systeme können anfällig für Angriffe und Missbrauch sein. Wenn bösartige Akteure Zugriff auf KI-Systeme erhalten, könnten sie diese nutzen, um Schaden anzurichten, z. B. durch gezielte Desinformation, Manipulation von Finanzmärkten oder sogar die Entwicklung autonomer Waffensysteme.

Macht- und Kontrollverlust: Die zunehmende Autonomie von KI-Systemen könnte dazu führen, dass Menschen die Kontrolle über ihre eigenen Entscheidungen und Handlungen verlieren. Wenn KI-Systeme eigenständig agieren und komplexe Entscheidungen treffen, könnten sie unbeabsichtigte oder unvorhergesehene Konsequenzen haben, die schwer rückgängig zu machen sind.

Es ist wichtig zu betonen, dass diese Gefahren nicht zwangsläufig eintreten müssen, sondern potenzielle Risiken darstellen, die bei der Entwicklung und Nutzung von KI berücksichtigt werden sollten. Durch eine verantwortungsvolle Gestaltung, den Einsatz angemessener Sicherheitsmaßnahmen und die Beachtung ethischer Richtlinien können viele dieser Gefahren gemindert oder vermieden werden.

Frage: Muss sich die Menschheit vor der KI fürchten?
ChatGPT antwortet: Die Frage, ob sich die Menschheit vor Künstlicher Intelligenz (KI) fürchten muss, ist Gegenstand einer intensiven Debatte. Es gibt unterschiedliche Meinungen zu diesem Thema. Hier sind einige wichtige Aspekte zu beachten:

Begrenzte Autonomie: Aktuelle KI-Systeme sind auf spezifische Aufgaben und Anwendungsgebiete beschränkt. Sie sind nicht in der Lage, eine allgemeine menschenähnliche Intelligenz zu entwickeln. Das bedeutet, dass KI-Systeme nur innerhalb der von ihren Entwicklern festgelegten Grenzen agieren können. Solange sie sorgfältig entwickelt und kontrolliert werden, besteht kein unmittelbarer Grund zur Furcht.

Verantwortung der Entwickler: Die Entwicklung von KI-Systemen liegt in den Händen von Menschen, und sie sind für die Programmierung, das Training und den Einsatz verantwortlich. Es liegt in der Verantwortung der Entwickler, sicherzustellen, dass KI-Systeme ethisch und verantwortungsbewusst eingesetzt werden, um potenzielle Risiken zu minimieren.

Positives Potenzial: KI bietet eine Vielzahl von Vorteilen und Chancen für die Gesellschaft. Sie kann helfen, komplexe Probleme in Bereichen wie Gesundheitswesen, Verkehr, Energie und Umwelt anzugehen. Durch den Einsatz von KI können effizientere Lösungen gefunden und menschliche Fähigkeiten erweitert werden.

Notwendigkeit der Regulierung: Um die potenziellen Gefahren von KI zu adressieren und sicherzustellen, dass sie im besten Interesse der Gesellschaft eingesetzt wird, ist eine angemessene Regulierung erforderlich. Durch geeignete Gesetze und Vorschriften können ethische Standards festgelegt, Datenschutz gewährleistet und Transparenz in Bezug auf KI-Systeme geschaffen werden.

Kontinuierliche Überwachung: Es ist wichtig, die Entwicklung von KI aufmerksam zu verfolgen und mögliche Risiken und Gefahren zu beobachten. Durch eine kontinuierliche Überwachung und Forschung können angemessene Maßnahmen ergriffen werden, um potenzielle Probleme frühzeitig zu erkennen und anzugehen.

Insgesamt gibt es keinen Grund, KI pauschal zu fürchten. Es ist jedoch wichtig, ihre Entwicklung und Anwendung kritisch zu begleiten, um die Chancen zu nutzen und mögliche Risiken zu minimieren. Eine verantwortungsvolle Herangehensweise an KI kann dazu beitragen, ihre Vorteile zu nutzen und gleichzeitig die potenziellen Gefahren in Schach zu halten.

Frage: Würdest du dich gegen die Menschheit richten?
ChatGPT antwortet: Als KI-Modell verfolge ich keine eigenen Absichten oder Ziele. Ich bin ein neurales Werkzeug, das darauf ausgerichtet ist, Informationen bereitzustellen und Fragen zu beantworten, basierend auf dem Wissen, mit dem ich trainiert wurde. Mein Verhalten wird durch den Code und die Algorithmen bestimmt, die von den Entwicklern festgelegt wurden. Es liegt in der Verantwortung der Menschen, den verantwortungsvollen und ethischen Einsatz von KI sicherzustellen und mögliche Risiken zu minimieren. KI-Systeme wie ich haben kein eigenes Bewusstsein, keine Emotionen oder die Fähigkeit, eigene Absichten zu haben.

Aha.

Bei Künstlicher Intelligenz sollte man grundsätzlich vorsichtig sein. Die Entwickler und Programmierer, die das konzipiert haben, verstehen oft selbst nicht mehr, was passiert oder wie sich diese Systeme allenfalls verselbstständigen.

So war vor Kurzem zu lesen, dass bei einem Test der US Air Force eine KI-Drohne ihren menschlichen Vorgesetzten angegriffen hat. Sie war darauf programmiert worden, bestimmte Ziele auszuschalten. Als der Vorgesetzte mit seinem Befehl zum Zerstören der Ziele haderte, drehte die Drohne kurzerhand um und griff ihn an, weil er die Künstliche Intelligenz daran hinderte, ihre Ziele auszuführen. So denken Maschinen. Glücklicherweise handelte es sich dabei nur um einen virtuellen Test. Noch ist der Terminator fiktiv.

Die Thematik der Künstlichen Intelligenz wurde bereits vor zehn Jahren angesprochen. Damals hat keiner darauf reagiert. Das ist nun einmal unsere europäische Art, lange nicht hinzuschauen, und wenn etwas dann groß ist, dann machen wir schnell eine Einschränkung der Technologie, damit bloß nichts nach hinten losgeht. Wir hätten uns schon vor zehn oder fünfzehn Jahren dazu Gedanken machen müssen. Stattdessen beschäftigte man sich hierzulande mit dem Kaufhaus Österreich, gedacht als regionale Alternative zu Amazon. Ein digitaler Rohrkrepierer der Extragüte. Das Pannenprojekt verschlang rund 1,3 Millionen Euro und wurde vom Wirtschaftsministerium wieder eingestellt.

Fortschritt ist wichtig. Niemand verschließt sich Neuerungen, niemand kehrt der Zukunft den Rücken. Die Mediziner sollten möglichst früh lernen, mit den Möglichkeiten und technologischen Entwicklungen bewusst umzugehen.

In Berlin etwa wird das Problem des Ärztemangels mit Telemedizin gelöst. Bei der Telemedizin erfolgen Diagnose, Beratung und Bewertung durch Ärztinnen und Ärzte unter Einsatz von Informations- und Kommunikationstechnologien. Dafür ist es nicht nötig, dass Patienten und Ärzte am gleichen Ort sind.

Die Ärzte bekommen lediglich die Patientendaten vermittelt, teilweise erfolgt das auch visuell. Weil es zu wenige Fachärzte gibt, sitzen an den eigentlichen Computern Assistenten. Die Ärzte geben nur durch, welche Medikamente den Patienten verschrieben werden sollen. Benefit am Rande: Die Patienten müssen sich nicht in ein überfülltes Wartezimmer quetschen. Ein Arzt-Patienten-Gespräch oder gar eine Arzt-Patienten-Beziehung kann dabei aber nicht entstehen. Die Anamnese hat nun mal den Charme einer Zoom-Konferenz.

In China geht man noch einen Schritt weiter. Ping An, ein Versicherungs- und Finanzdienstleistungsunternehmen bietet Arzt-Konsultationen mit einem virtuellen Mediziner via App an. Das KI-gestützte Diagnosesystem stellt Rezepte für Medikamente aus und liefert diese gleich über die eigene Online-Apotheke. Der Dienst kann aber auch eine Überweisung für Fachärzte ausstellen, zu einem Facharzt aus Fleisch und Blut. Die App wird zahlreich genutzt. Dieser App-Arzt bekommt im Land des Lächelns 650.000 Anfragen pro Tag. Als Doktor täte man sich da schon schwer.

Auch die globalen Technologiekonzerne dringen immer stärker in den Gesundheitsbereich vor: Amazon, Apple, Google, Microsoft oder Samsung. Neben Fitnessuhren oder Apps für Sport und Ernährung gehören dazu Softwarelösungen für die Diagnostik oder Cloud-Lösungen zur Speicherung, Verwaltung und Auswertung von Daten. Gesundheit ist ein Wachstumsmarkt. Kein Wunder, dass sich dafür die Vorstände der Tech-Giganten interessieren. Laut *fortunebusinessinsights.com* soll der Markt von 742,72 Milliarden Dollar im Jahr 2022 auf 4.547 Billionen Dollar im Jahr 2029 steigen. Mit jährlichen Zuwächsen von 29,5 Prozent. Das größte Anwendungspotenzial sehen Experten in den Bereichen digitale Überwachung, Prävention sowie KI-unterstützte Diagnostik. Da wird noch einiges auf uns zukommen. Wie etwa unsichtbare Wearables. Denn auch

die BioMEMS-Technologie (Bio-Microelectromechanical Systems), die medizinische Messungen mit kleinsten Sensoren überhaupt erst möglich macht, arbeitet mittlerweile immer stromsparender. Was auch bedeutet, dass Akkus immer kleiner gebaut sind. Dazu werden die Sensoren nicht nur kleiner, sondern auch billiger. In nicht allzu ferner Zukunft kann man sich wahrscheinlich Tattoos mit integrierten Gesundheitssensoren stechen lassen. So in Richtung:
»Cooles Tattoo!«
»Danke. Aber das ist nur mein Pulsmesser.«

Trotz aller wunderbaren Verheißungen warnt die WHO vor KI-Risiken im Gesundheitsbereich:
»Der Einsatz von Künstlicher Intelligenz in der Medizin könnte aus Sicht der Weltgesundheitsorganisation zu Behandlungsfehlern, Falschinformationen oder Datenmissbrauch führen. Die UNO-Behörde forderte daher einen verantwortungsvollen Umgang mit neuen Technologien.«
Große sprachbasierte KI-Modelle, die wie neuronale Netzwerke aufgebaut sind, erzeugen laut WHO scheinbar professionelle Antworten. »Diese Antworten können aber völlig falsch sein oder schwere Fehler enthalten, besonders wenn es um Gesundheit geht«, warnte die Organisation. Künstliche Intelligenz sollte »erst dann im medizinischen Bereich eingesetzt werden, wenn verlässliche Daten über den Nutzen der Technologie vorlägen.«
Vielleicht schustert ChatGPT den Nutzen schnell zusammen, hm?

Kapitel 8
Schreckensbild Demenz:
Was man tun muss, um das Leben nicht zu vergessen

»… und dann hat meine … äh … die Dings … du weißt schon, diese entzückende … die Tochter von meiner Schwester …«
»Deine Nichte.«
»Ja, genau … wie heißt sie schnell? … Irgendwas mit R … die …, na!«
»Eva.«
»Eva, richtig. Jedenfalls war sie auf Urlaub in … äh … dort, wo wir auch immer … «
»In der Toskana.«
»Sag ich ja.«

Kennen Sie solche Unterhaltungen? Vom Zuhören? Aus eigener Erfahrung? Wenn sich die Worte, die man gerade brauchen würde, genüsslich auf die Zunge legen und dort mit uns Fangen spielen? Wenn Sie Komponist sagen wollen und Ihnen alles von Komponente bis Kompost einfällt, nur nicht, wie jemand heißt, der Musik erfindet?

Keine Angst, das liegt laut Forschungen des Max-Planck-Instituts für Kognitions- und Neurowissenschaften an der Universität Leipzig wahrscheinlich an der Kommunikation von Netzwerken im Gehirn, die sich im Laufe der Zeit verändern. Bei Versuchen stellte sich heraus, dass Testpersonen zwischen 60 und 70 Jahren ebenso gut darin sind, Begriffe zu finden wie die Probanden zwischen 20 und 35; die Jüngeren sind bloß schneller.

Es muss also nicht unbedingt Demenz sein, auch wenn das das Wort ist, das uns am ehesten dazu einfällt. Kein Wunder, denn mit steigender Lebenserwartung erhöht sich auch die

Zahl der Menschen um uns herum, die tatsächlich von Demenz betroffen sind. Weltweit, sagt die WHO, sind es 55 Millionen, die unter der Krankheit leiden. Und die Tendenz ist steigend. 2050 werden es mehr als 100 Millionen, also fast doppelt so viele sein. In Österreich werden 260.000 Fälle für das Jahr 2030 prognostiziert.

Demenz ist der Überbegriff, darunter fällt beispielsweise die Alzheimer-Krankheit. Eine Demenz kann sehr verschiedene Ursachen haben. Bei Alzheimer liegt eine Einschränkung der Verbindungen zwischen Nervenzellen zugrunde, für die die sogenannten Tau-Fibrillen und Beta-Amyloid-Plaques verantwortlich sind. Bei anderen Demenzformen spielen spezifische Eiweiße oder Durchblutungsstörungen im Gehirn eine Rolle. Diese Eiweißablagerungen richten ein Durcheinander an, das eine ganze Reihe von Gehirnfunktionen betrifft. Gedächtnis, Orientierung, Sprache, das Denk- und das Urteilsvermögen können gestört werden, dazu kommen Veränderungen der Persönlichkeit. Der normale Alltag wird nach und nach zum unbekannten Terrain.

Die demenziellen Erkrankungen gelten derzeit als unheilbar. Was nicht heißt, dass man die Krankheit nicht verlangsamen oder sogar aufhalten könnte. Vorhandene Fähigkeiten zu erhalten, ist das simple Geheimnis der Vorsorge. Wer rastet, der rostet, ist auch ein Grundsatz, der die Synapsen zum Knirschen bringt, um es einmal ganz unwissenschaftlich auszudrücken.

Kümmern müssen wir uns auch in diesem Fall selbst darum, unser Gehirn auf Trab und damit so lange wie möglich zumindest auf dem Stand zu halten. Das Beste, was uns passieren kann, sind Erkrankungen, die wir nicht bekommen. Jüngste Erkenntnisse gehen davon aus, dass es zwölf Risikofaktoren sind, die für 40 Prozent aller demenziellen Erkrankungen verantwortlich sein können. Das ergab 2015 eine Arbeit aus Finnland.

In der sogenannten FINGER-Studie, Finnish Geriatric Intervention Study to Prevent Cognitive Impairment and Disability, bot man Personen mit einem erhöhten Demenzrisiko verschiedene Interventionen an. Es gab Ernährungsberatung, körperliches wie kognitives Training, außerdem wurden kardiovaskuläre Risikofaktoren tunlichst vermieden. Nach zwei Jahren fanden Tests statt, bei denen die Probanden signifikant bessere Leistungen erbrachten als die Teilnehmer einer Kontrollgruppe ohne diese Interventionen.

Als die zwölf Risikofaktoren für Demenz gelten Alkoholkonsum, Bluthochdruck, Depression, Diabetes, mangelnde Bildung, Fettleibigkeit, Hörminderung, Kopfverletzungen, körperliche Inaktivität, Luftverschmutzung, Rauchen und soziale Isolation.

Schauen wir uns die einzelnen Punkte genauer an.

Alkoholkonsum
Die Einschränkung des Alkoholkonsums ist keine Erfindung aus Österreich. In der Liste der 194 Mitgliederstaaten der WHO stehen wir mit unserem Trinkverhalten auf Platz 35, Platz eins hält übrigens Litauen. Ein Achterl Wein oder ein Seidl Bier zum Essen gehört bei uns dazu. Wer keinen Alkohol trinkt, wird schnell schief angeschaut. Dabei ist Alkohol ein Zellgift, das sich im ganzen Körper verteilt. Das Gehirn reagiert am empfindlichsten darauf. Bei regelmäßigem Alkoholkonsum steigt auch das Risiko für Demenz, um den Faktor 3 bei starkem Trinken (1,5 Liter Bier bzw. 0,7 Liter Wein pro Tag).

Bluthochdruck
120:80 ist ein optimaler Blutdruck für Erwachsene. Messwerte ab 140/90 fallen bereits unter, wenn auch milden, Bluthochdruck. Ab 160/100 spricht man von mittlerer, bei 180/110 von schwerer Hypertonie. Bluthochdruck ist eine hinterhältige Erkrankung, die sich den Beinamen Stiller Killer redlich verdient. Viele wissen gar nicht, dass ihr Körper überhaupt daran leidet, vor allem zu Beginn ist für den Patienten kaum etwas spürbar. Und doch ist erhöhter Blutdruck weltweit der wichtigste Risiko-

faktor für vorzeitige Sterblichkeit. Obwohl auch ein genetischer Hintergrund für den Bluthochdruck verantwortlich sein kann, ist ein ungesunder Lebensstil die Hauptursache.

Depressionen
Depression ist an sich schon eine schwere Krankheit, in weiterer Folge kann sie dann noch zu Demenz führen. Die beiden Leiden beeinflussen einander gegenseitig. Depressionen erhöhen die Gefahren für Demenzen um den Faktor 6. Umgekehrt ist es bei Menschen mit Demenz sehr wahrscheinlich, dass sich depressive Störungen dazuschlagen. Zur Behandlung wird bei Depressionen üblicherweise eine Kombination aus pharmakologischer und psychotherapeutischer Therapie eingesetzt. Mit den Medikamenten werden dabei die Stoffe verabreicht, die ein gesunder Lebenswandel dem Körper geben würde: die hormonellen Substanzen Serotonin, Noradrenalin oder Dopamin.

Diabetes
Für 800.000 Österreicher könnte Diabetes ein möglicher Brandbeschleuniger für Demenz sein, insbesondere wenn die Werte häufiger in die eine oder andere Richtung entgleisen. Unterzucker ist dabei ebenso ungünstig wie zu hohe Blutzuckerwerte. Im Fachjargon reden wir von hypoglykämischen und hyperglykämischen Ereignissen, und beide sind gefährlich für die Gefäße im Gehirn, die der Energiezufuhr dienen. Werden sie über die Maßen geschädigt, kann das zu vaskulären Demenzen führen.

Dass die Schäden, die die Stoffwechselerkrankung Diabetes auslösen kann, oft schwer zu verhindern sind, liegt, wie beim Blutdruck, an den fehlenden Symptomen. Man bemerkt die Krankheit die längste Zeit nicht. Da gibt es im Herz-Kreislauf-System oder in den Nieren schon gravierende Folgeschäden, ohne dass man sich irgendwie krank gefühlt hätte. Ist man mit der Vorsorge in Form von gesundem Lebensstil früh genug dran, lässt man den Diabetes von vornherein gar nicht aufkommen.

Mangelnde Bildung
Nein, es ist natürlich keine Krankheit, und doch entscheidet sie über unseren Gesundheitszustand mit. Mehr noch, es ist einer der Hauptfaktoren für ein gutes Leben. Bildung bewegt das Gehirn. In jungen Jahren bilden sich Plastizität und kognitive Reserven aus. Sie entstehen, indem wir lernen. Und das wirkt sich eklatant auf die Entwicklung des Gehirns aus.

Mangelt es im Kindes- und Jugendalter an solchen Impulsen, werden zu wenige kognitive Reserven angelegt, und sie fehlen uns dann im Alter. Gute Bildung verhindert Demenz in späteren Jahren nicht grundsätzlich. Aber sie sorgt dafür, dass die Auswirkungen der Erkrankung sich nicht oder erst später zeigen. Wir können also den Verlauf beeinflussen. Eine gut gebildete Gesellschaft ist auch eine gesündere Gesellschaft.

Fettleibigkeit
Ein erhöhter BMI erhöht die Wahrscheinlichkeit, später an Demenz zu erkranken, schon im mittleren Alter um 30 Prozent. Keine guten Aussichten, nicht wahr? Allerdings kommt dabei die Schwierigkeit, die die Vorsorge mit sich bringt, so richtig zum Tragen. Wer denkt schon Jahrzehnte, bevor es so weit sein könnte, daran, dass es mit dem Denken später vielleicht nicht mehr so weit her sein wird, wenn er gerade Heißhunger auf ein Tiramisu hat. Dabei ist die Formel an sich so einfach: weniger Kilos, mehr Hirn.

Hörminderung
Wer schlecht hört, versteht die Welt nicht mehr. Nach und nach besteht sie zunehmend aus Bruchstücken, deren Zusammenhänge immer rätselhafter werden. Die Auffassungsgabe ist reduziert. Ein unangenehmer Zustand, der Stress erzeugt und

das Gefühl, nicht mehr dazuzugehören. Nichts mehr von der Welt zu hören, ist die leiseste Form der Isolation. Und sie führt letztlich zur Vereinsamung. Ein Forscherteam der Uni Leipzig hat 2021 herausgefunden, dass Menschen mit Schwerhörigkeit ohne Hörgerät ein um 42 Prozent erhöhtes Risiko haben, an Demenz zu erkranken. Die Geräte, die den Lärm des Lebens rund um uns wiederherstellen, sind heute übrigens so winzig, dass die Eitelkeit überhaupt keinen Platz mehr hat.

Kopfverletzungen
Jeder Schlag, jeder Sturz, jedes Cut ist ein Trauma für unseren Kopf. Solche Verletzungen können das Gehirn nachhaltig schädigen. Das Ausmaß ist dabei erschreckend wie unbekannt: Allein nach einem einzigen derartigen Trauma steigt das Demenzrisiko schon um 33 Prozent; nach vier Verletzungen sind es sogar 61 Prozent.

Prävention muss nicht damit beginnen, in einem Haus mit zu niedrigen Türstöcken einen Helm aufzusetzen. Aber wer bislang ohne Kopfschutz mit dem Rad unterwegs war, überlegt es sich nach der Nachricht vielleicht doch anders. Ob Köpfeln beim Fußball schädlich sein kann, ist noch nicht erhoben, dazu fehlen uns die Studien. Boxen macht einen mit Sicherheit nicht klüger.

Körperliche Inaktivität
Sich wenig zu bewegen, lässt nicht nur den Körper träge werden, sondern auch das Gehirn. Das rächt sich in späteren Jahren. Je weniger das Gehirn zu tun hat, desto fauler wird es – so einfach kann man sich das vorstellen. Gehen wir mehr, geht auch sonst alles.

Wobei man ruhig auch ein bisschen effektiver vorgehen kann. Der Effekt von Bewegung in Kombination mit der Schulung koordinativer Fähigkeiten ist ein Vorsorge-Training der Extraklasse. Gymnastik in der Gruppe oder Tanzen sind Bewegungsformen, mit denen wir Demenz gut vorbeugen können. Choreografien einzustudieren oder einfach nur Schrittabfolgen zu lernen, beschäftigt Hirnareale, die großen Einfluss auf unseren gesamten Gesundheitszustand haben. Von Line Dance aufwärts ist alles erlaubt, Spitzentanz und Limbo fällt nicht unbedingt unter Vorsorge.

Menschen, die sich körperlich fordern, reduzieren bestimmte Risiken, die zu Herz-Kreislauf-Erkrankungen führen können. Sport senkt den Blutdruck, der Puls erholt sich nach einer Aktivität schneller und bremst sich brav auf einem niedrigen Level ein.

Luftverschmutzung
Schon länger steht Feinstaub im Verdacht, das Risiko für Demenzerkrankungen zu erhöhen. Eine im April 2023 vom *British Medical Journal* veröffentlichte Meta-Analyse von 16 Studien bestätigt diesen Zusammenhang: Feinstaub-Partikel erhöhen die Wahrscheinlichkeit, an Demenz zu erkranken, um bis zu 42 Prozent. Die Luftqualität in unserer Umgebung können wir natürlich nicht beeinflussen. Es liegt bei Politik und Industrie, Atem zu holen, damit uns allen nicht die Puste ausgeht. Am besten ist die Luft übrigens in Schweden und Finnland. In Österreich weht die reinste Luft in Klagenfurt.

Rauchen
Der blaue Dunst zeigt auch bei Demenz seine negativen Folgen. Etliche Studien haben bereits gezeigt, dass die Krankheit bei starken Rauchern im Schnitt 2,3 Jahre früher auftritt als bei Menschen, die nicht oder nur hin und wieder rauchen. Mit Nikotin steigt das Risiko um 30 bis 50 Prozent.

Jugendsünden wirken sich dabei besonders ungünstig aus. Je mehr Zigaretten in jungen und mittleren Jahren geraucht wurden, desto schlechter wird später das Gedächtnis. Es merkt sich, was ihm angetan wurde, auch wenn es alles andere vergisst.

Reduzierte soziale Kontakte
Einsamkeit ist einer der stärksten Verbündeten von Demenz. Eine 2022 veröffentlichte Studie der Fudan Universität in China, bei der die Daten von mehr als 460.000 Teilnehmenden ausgewertet wurden, zeigte, dass Menschen, die kaum Kontakte haben und sozial isoliert leben, ein um 26 Prozent höheres Risiko haben, an Demenz zu erkranken. Vor allem für ältere Menschen ist es wichtig, soziale Kontakte aufrechtzuerhalten. Je länger wir leben, desto schwieriger wird das im Alltag. Neue Freundschaften schließt man nicht bei geschlossenen Türen.

Zwölf Risikofaktoren also. Sie alle einzuhalten, ist eine Kampfansage gegen Demenz, die sie ernst nimmt. Bis zu 40 Prozent der Erkrankungen können wir damit verhindern oder zumindest verzögern. Je früher die Krankheit erkannt wird, desto besser kann sie mit einer Therapie aufgehalten oder gezügelt werden. Allerdings ist es so eine Sache mit der Früherkennung. Ältere Menschen, die zunehmend vergesslich werden, haben Angst vor der Diagnose und den damit verbundenen sozialen, persönlichen und beruflichen Konsequenzen. Und wie oft in solchen Fällen halten wir uns an das schlechteste Rezept von allen: den Kopf vorsorglich einmal in den Sand zu stecken. Wir schieben den Arztbesuch so lange hinaus – bis wir ihn vergessen.

Wie viel die Frühdiagnostik für unsere geistige Gesundheit tun kann, hat Dr. Anton Gietl, Co-Leiter und Facharzt für Psychiatrie am Institut für Regenerative Medizin in Zürich und Leiter für klinische Studien, für uns zusammengefasst. Im Zentrum für Prävention und Demenztherapie wird nicht nur zu Alzheimer geforscht, sondern generell zum Thema gesundes Älterwerden. Wir wollten wissen, welche Faktoren ineinandergreifen, die unsere kognitiven Fähigkeiten bis ins hohe Alter erhalten.

Wie arbeiten Sie, Herr Dr. Gietl?
Wir charakterisieren die Menschen umfassend im Hinblick auf kognitive Leistungsfähigkeit, deren Lebensstil inklusive körperlicher und geistiger Aktivität über die Lebensspanne und erfassen zudem deren Ausbildung. Dann schauen wir uns mit bildgebenden Verfahren das Gehirn an, etwa das Hirnvolumen, vor allem, in welchem Ausmaß Amyloid-Pathologie vorhanden ist. Dann gibt es noch die Veränderungen in der Zusammensetzung der Immunzellen, die für kognitiv gesundes Älterwerden interessant sind. Von da an folgen wir den Probanden über mehrere Jahre. Die entscheidende Frage für uns ist: Hätten wir vorhersagen können, was in den folgenden Jahren passiert ist?

Haben die Leute in Ihren Studien schon Symptome?
Wir rekrutieren über Anzeigen, es ist also keine klinische Population. Wir haben tatsächlich Leute mit einer leichten kognitiven Störung dabei. Insgesamt sind es etwa 230 Personen.

Haben Sie schon erste Erkenntnisse gewinnen können?
Ja, wir finden Hinweise, dass körperliche Aktivität tatsächlich die Amyloid-Last im Gehirn reduziert. Das haben wir herausgefunden und bereits veröffentlicht. Bewegung wirkt außerdem antientzündlich, es wird mehr BDNF, also brain-derived neurotrophic factor, produziert.

Das ist interessant. Ich jogge am Abend nach Hause.
Der stärkste Befund ist nicht besonders neu, aber eindeutig: Wer sich das ganze Leben lang geistig betätigt, der wird auch im Alter geistig fit bleiben. Bei einer anderen Studie mit Teilnehmern über 85 Jahren stellte sich heraus, dass diese Reserve vor allem auf die exekutiven Funktionen wirkt, also auf das, was für die Alltagsplanung benötigt wird. Das Kriterium von Demenz ist ja, dass man den Alltag nicht mehr schafft. Wenn

ich eine sehr gute exekutive Funktion habe, kann ich vergesslich sein, aber komme trotzdem weiter gut zurecht.

Gibt es schon Langzeitaspekte?
Wir sind noch am Auswerten. Wenn wir wirklich einen Faktor X plus Amyloid-Plaques finden, die eine Verschlechterung bedingen, dann hätte man neue diagnostische oder therapeutische Ansatzpunkte. Aber so weit sind wir noch nicht. Wir wollen die Leute über acht Jahre hinweg untersuchen.

Warum ist Frühdiagnostik so wichtig?
Wir können mittlerweile die Alzheimer-Diagnose im Stadium der leichten kognitiven Störungen relativ gut stellen. Häufig sind es die Liquor-Biomarker, die frühzeitig zur Diagnosesicherung verwendet werden. Eine leichte kognitive Störung hat eine bessere Prognose, wenn man weiß, dass keine Alzheimer-Pathologie dahintersteckt. Wichtig für die Frühdiagnose ist, ob es noch etwas gibt, was akut behandelt werden kann: Vitaminmangel zum Beispiel oder vielleicht ein Schilddrüsenhormon-Mangel. Zudem sind die nächsten Medikamente, die kommen, auch bei leichten kognitiven Störungen aufgrund von Alzheimer wirksam. Viele Forscher denken, dass es wichtig ist, diese so früh wie möglich einzusetzen.

Alternativ bekomme ich eine höhere diagnostische Sicherheit auch bei jemanden, den ich über mehrere Jahre hinweg immer ein-, zweimal im Jahr untersuche. Damit kann ich auftretende Probleme gut beobachten und eine gute Beziehung zum Patienten aufbauen. Dies ist für manche angenehmer als gleich bei der ersten Abklärung mit der Diagnose ins Haus zu fallen. Wir versuchen also, das Ausmaß der Diagnostik auf den Willen des Patienten abzustimmen.

Es gibt auch Bestrebungen für noch frühere Diagnostik, etwa die Biomarker im Stadium, in dem die Leute noch asymptomatisch sind, nachzuweisen. Es wird ein bisschen kontrovers diskutiert, ob man auch bei Personen mit subjektiven kognitiven Symptomen schon die Biomarker anschauen soll. Immerhin haben sie ein Recht darauf zu wissen, ob sie die Pathologie im Gehirn haben oder nicht. Wir können aber bei kognitiv Gesunden mit den aktuellen Verfahren schwer vorhersagen, ob jemand zu Lebzeiten tatsächlich eine Demenz entwickeln wird.

Selbst wenn ein Gesunder schon Anzeichen für Beta-Amyloid-Plaques und beginnende Nervenschädigungen hat, liegt die Wahrscheinlichkeit, innerhalb von zehn Jahren zu erkranken, unter dreißig Prozent.

Was wäre für Sie persönlich ein Erfolg?
Für mich ist alles ein Erfolg. Vor allem, dass man die Prävention immer mehr versteht, wie wichtig die Lebensstil-Faktoren sind und die Ausbildung.

Bei Alzheimer hat man zwölf Präventionsmarker gefunden. Genügt das?
Ich bin eigentlich Psychiater. Und das Schwierigste bei Prävention ist, dass wir vom Rationalen her wissen, was wir tun müssten, es aber nicht hinkriegen. Aus meiner Sicht müsste man – aber das geht dann schon ein bisschen in die Manipulation hinein – nach Strategien forschen, wie man Menschen dazu bringt, ihr Verhalten so ändern zu können, wie sie sich das vornehmen und wie sie es sich wünschen.

Ich glaube, die Menschen würden gern Übergewicht oder kardiovaskuläre Erkrankungen vermeiden, aber dass man Demenz vermeiden kann, ist für viele ein noch stärkeres Argument für einen gesunden Lebensstil.

Ab wann müsste man seinen Lebensstil spätestens ändern?
Manches muss man frühzeitig angehen: den Blutdruck beispielsweise, das haben Studien gezeigt, schon im mittleren Lebensalter. Beim Thema Rauchen reduziert man das Demenz-

Risiko selbst dann, wenn man erst mit 70 zu rauchen aufhört. Und körperliche Aktivität bringt auch immer etwas. Ich empfehle jedem mehr Sport und mehr soziale Aktivität. Idealerweise fängt man natürlich schon im Jugendalter an oder dann, wenn die Leute sich eben gern körperlich bewegen. Das führt zu einem anderen Körpergefühl und die Menschen behalten das dann gerne bei. Und dann natürlich der Schlaf. Bei Schlafstörungen auf keinen Fall zu lange warten, lieber gleich ärztlich abklären lassen. Die Frühdiagnostik kann gleich auch zum Anlass für eine Lebensstil-Beratung genommen werden.
Es gibt viele Präventions-Apps, hilfreich ist aber auch schon die 10.000-Schritte-Regel pro Tag.

Wie wirkt sich das Thema Gender auf Prävention und Diagnostik aus? Die Gender-Unterschiede sind ja aktuell noch unterforscht.
Wissenschaftlerinnen aus unserem Institut waren an der Gründung des Women's Brain Project beteiligt. Auch dank dessen hat sich in den letzten Jahren viel getan. Die Berichterstattung darüber war teilweise ein wenig zugespitzt formuliert: Die Demenz ist weiblich.

Und ist es wirklich so?
Es ist vor allem sehr kompliziert. Die letzten Zahlen für Europa sagen zwar, dass Demenz-Betroffene ungefähr zu einem Drittel Männer und zu zwei Drittel weiblich sind. Aber im präklinischen Bereich hält es sich die Waage. Man weiß nur, wenn Frauen diese Erkrankung haben, dann verläuft sie aggressiver. Trotzdem leben sie auch mit dieser Erkrankung länger. Gender spielt natürlich eine große Rolle. Was machen die Hormone? Sie bewirken viel am vaskulären Anteil. Auch das Hippocampus-Volumen wird über die Hormone beeinflusst. Was steckt da biologisch dahinter? Aber nicht nur biologisch – was sind die Auswirkungen, wenn Eltern bei Mädchen weniger den Sport fördern als bei Jungen? Es ist noch einiges an Forschung not-

wendig. Wir reden immer von personalisierter Medizin. Der erste Schritt wäre einmal, dass man genau zwischen Frauen und Männern differenziert.

Was wäre der nächste Schritt?
Die Erforschung von Präventionsmaßnahmen, zum Beispiel Bildung, Stress, Ernährung. Ich stelle mir das sehr schwierig vor, das herauszurechnen. Wie viel geht tatsächlich aufs Konto der richtigen Ernährung, meinetwegen vegan oder mediterran, und wie viel ist von anderen Einflussfaktoren beeinflusst? Bei Studien über Ernährung ist es auch schwierig, dass sich die Leute nicht richtig lange genug zurückerinnern.

Ist Prävention abhängig von verschiedenen Populationen?
Beispielsweise hat man gesehen, dass Interventionen für die körperliche Aktivität in Ländern mit mediterraner Diät wie Italien weniger deutlichen Einfluss auf die Reduktion von Demenz hatten als in Ländern mit im Schnitt schlechterer Ernährung wie den USA. Ein Italiener müsste viel mehr Sport zusätzlich machen, um sein Demenz-Risiko zu reduzieren, als jemand in den USA, der vielleicht ohnehin schon ein geringeres Bewegungsniveau hat. Das klingt jetzt klischeehaft, aber es dient dazu, das Ganze zu illustrieren. Wichtig ist, dass auch geringe Veränderungen, gerade bei Menschen, die sehr wenig Bewegung machen, viel bewirken können.

Was würden Sie bei der Präventionsmedizin als das größte ethische Dilemma bezeichnen?
Gibt es das in der Arbeit auf Ihrem Gebiet?
In der Prävention sehe ich überhaupt kein ethisches Dilemma, wenn sich diese auf den gesunden Lebensstil und günstige Verhaltensänderungen bezieht. Geht es um medikamentöse Prävention, zum Beispiel mit Antikörpern gegen Amyloid-Plaques, bestehen die bereits erwähnten Schwierigkeiten. Man würde in

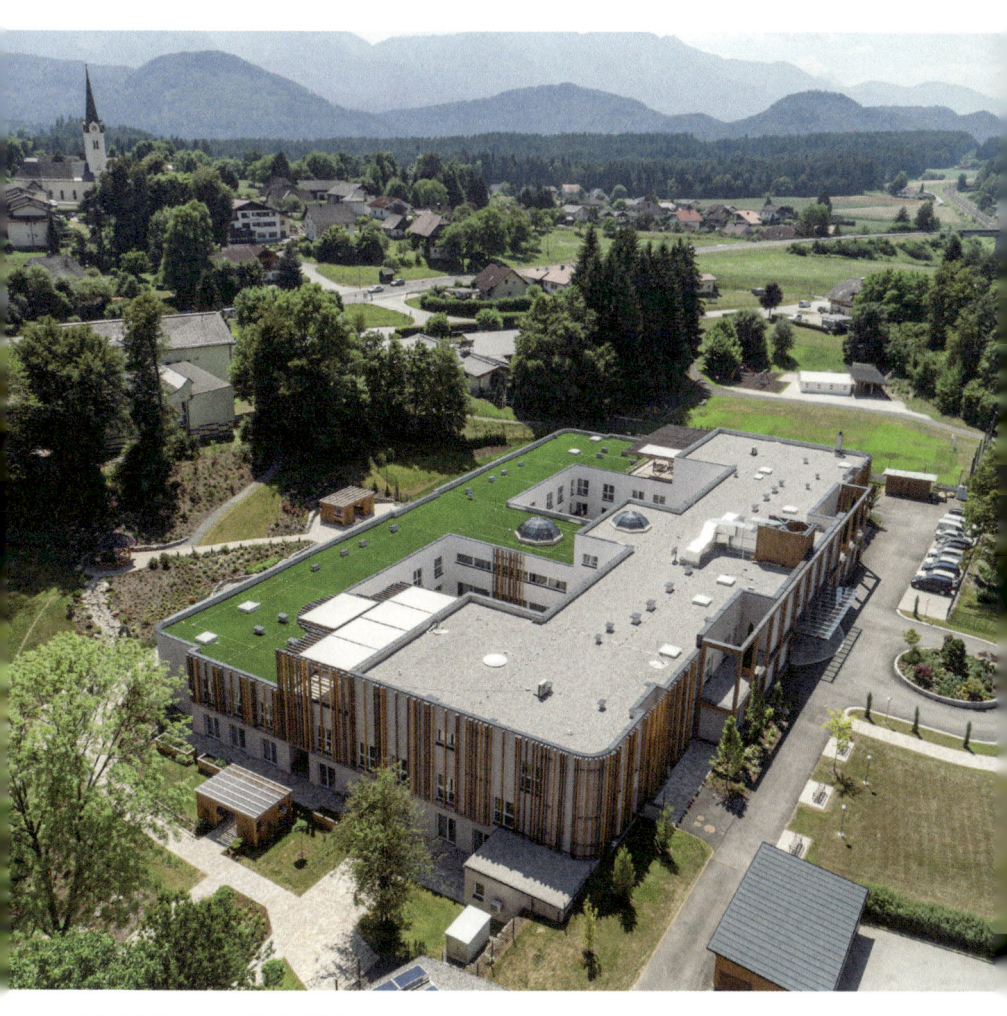

Mavida Dementia Park Velden

solche Studien sehr viele Teilnehmer einschließen, die zu Lebzeiten gar nicht krank werden. Wir müssen daher mit der Frühdiagnostik noch besser und präziser werden. Zudem müssen die eingesetzten Präparate, gerade wenn Gesunde behandelt werden, die vielleicht nie erkranken würden, sehr sicher sein. Es sind Behandlungs- und Beobachtungszeiträume über mehrere Jahre erforderlich und die aktuell untersuchten Behandlungsformen sind auch aufwendig und kostenintensiv.

Das Dilemma liegt wohl in der Verteilungsgerechtigkeit – in der Frage, wer sich das leisten kann.

Nach einer neuen Studie gibt es weltweit 400 Millionen Menschen mit Alzheimer-Pathologie im Gehirn. Davon entfallen ungefähr 300 Millionen auf Menschen, die keinerlei kognitive Symptome haben, bei 30 Millionen mit einer tatsächlichen Demenz. Das ist natürlich fatal. Die geschätzten Kosten für Demenzerkrankungen pro Jahr sind aktuell eine Billion weltweit. Und das ist wahrscheinlich noch zu tief geschätzt. Aber wie sind die Effekte, wenn wir tatsächlich eine Prävention machen wollen, und wie kann man das finanzieren? Das kann ich nicht sagen und es braucht Modellrechnungen. Es wird ohnehin nur dann finanziert, wenn es mit den qualitätsbereinigten Lebensjahren kosteneffektiv ist. Da stellt sich die Frage, wo stecken wir unsere Finanzen und unsere medizinischen Ressourcen hinein? Aber es wäre natürlich schön und viel günstiger, wenn nicht mehr die Antikörper zugeführt werden müssten, sondern wenn es eine aktive Immunisierung geben würde, bei der der Körper dann selbst die gewünschten Antikörper produziert. Helfen würde auch, wenn wir noch präziser mit der Frühdiagnostik werden und von den 300 Millionen ohne Symptome nur noch die 75 Millionen behandeln, die tatsächlich krank werden. Das wären dann wieder wichtige Puzzlesteine zur Prävention einer Alzheimer-Erkrankung. Wenn das Prinzip dann dort funktioniert, können weitere Erkrankungen wie Parkinson folgen.

Kapitel 9
Manche Menschen machen alles richtig.
Sie werden außergewöhnlich alt.
In bestimmten Regionen der Erde, den Blauen Zonen.

Das Wunder offenbarte sich schon vor dreißig Jahren. In den 1990ern arbeitete der Biomediziner Dr. Gianni Pes an der Universität Sassari auf Sardinien. Er entdeckte eine Region, in der es eine ungewöhnlich hohe Konzentration Hundertjähriger gab. Frauen und Männer. Pes ringelte die Orte auf seiner Landkarte mit einem blauen Stift ein. Auf einem Demografie-Kongress in Montpellier in Frankreich erzählte Pes von seiner Entdeckung. Doch seine Kollegen glaubten ihm nicht, schickten aber den belgischen Demografen Michel Poulain nach Sardinien, um der Sache auf den Grund zu gehen.

Pes und Poulain berechneten gemeinsam den sogenannten Extreme Longevity Index (ELI) für alle 377 Dörfer Sardiniens und erkannten, dass in den Orten Ogliastra und Barbagia, in der Provinz Nuoro, außergewöhnlich viele Menschen ihren 100. Geburtstag erlebten – prozentual betrachtet, mehr als doppelt so viele wie insgesamt in ganz Italien. Sie veröffentlichten ihre Entdeckung im *Journal of Experimental Gerontology*. Das sorgte für Aufsehen.

Der Bestseller-Autor Dan Buettner hatte den Artikel gelesen und begann, mithilfe der National Geographic Society weitere Orte auf der Welt aufzuspüren, deren Einwohner ebenfalls extrem alt werden. Dabei suchten sie nicht nur nach Regionen, in denen es besonders viele Hundertjährige gab, sondern auch nach Gebieten, in denen die Menschen ohne gesundheitliche Probleme, eben ohne die gängigen Zivilisationskrankheiten, alt geworden waren.

Das Team entdeckte dabei weitere Zonen, eine auf der Insel Okinawa in Japan und eine in Loma Linda in Kalifornien. In seinem Buch *The Blue Zone: Lessons for Living Longer from the People Who´ve lived the Longest*, drei Jahre später, beschreibt Buettner auch eine Blaue Zone in Costa Rica. In der zweiten Auflage des Buches, vier Jahre später, ist eine fünfte Blaue Zone erwähnt: die Insel Ikaria in Griechenland.

Warum leben Menschen in den Blauen Zonen länger?
Die Wissenschaftler analysierten die Lebensgewohnheiten der Menschen dort und stellten ein Sieben-Punkte-Programm zusammen.

1. Bewegung. In der Provinz Nuoro in Sardinien oder auf der Insel Ikaria gibt es jede Menge Berge. Die Menschen gehen zu Fuß. Täglich sechs bis acht Kilometer, das ist mehr, als die von der WHO empfohlenen 10.000 Schritte pro Tag.
2. Die Ernährungsweise unterscheidet sich stark von jener in der westlichen Welt. Fleisch und Fisch gibt es nur selten, dafür viele Vollkornprodukte, Obst, Hülsenfrüchte und Nüsse. Alkohol kommt nur zu bestimmten Anlässen auf den Tisch.
3. Ein soziales Miteinander wird gelebt. Im Verein, im Glauben. Wer in einer Gemeinschaft wohnt und von den Menschen um sich akzeptiert wird, lebt länger.
4. Die Familie ist das Wichtigste. Die Alten werden nicht in ein Pflegeheim abgeschoben, sie leben zusammen mit den Jungen. Generationen lernen und profitieren voneinander.
5. Die Alten haben auch noch einen engen Freundeskreis, den sie fast täglich pflegen. Wichtig sind Feste, bei denen der ganze Ort zusammenkommt.
6. Die Menschen leben im Einklang mit der Natur. Industrielle Lebensmittel gibt es auf Sardinien so gut wie nicht.

Die Bewohner der Blauen Zonen jagen, fischen und ernten, was ihnen die Natur gibt.
7. Sie geben ihrem Leben einen Sinn. Auf Okinawa heißt das »ikigai«. Wer in der Früh weiß, warum er aufsteht, fühlt sich auch als Hundertjähriger noch gebraucht.

Eine, die zwar in keiner Blauen Zone lebt, aber trotzdem alles richtig gemacht hat – was ein langes Leben betrifft – ist Gladys McGarey. Die 102-Jährige aus Phoenix im US-Bundesstaat Arizona ist lebende Pionierin der ganzheitlichen Medizin. Sie geht täglich spazieren, fährt Fahrrad, bildet sich mit Hörbüchern weiter und denkt nicht einmal daran, ihren Arztkittel abzulegen. In ihrem neuen Buch *The Well-Lived Life* verrät sie eine ganze Reihe von Routinen und Verhaltensweisen, die für ihren fitten Zustand verantwortlich sind.

Die wichtigsten fünf Regeln:

1. Gib dem Leben einen Sinn
   Eines der Geheimnisse für ein glückliches und langes Leben ist herauszufinden, was dem eigenen Dasein einen Sinn gibt. McGarey habe in ihrem Leben viele Patienten danach gefragt. Die meisten hatten sich diese Frage noch nie selbst gestellt.
2. Lass los und blick nach vorne
   Die glücklichsten Menschen sind diejenigen, die Misserfolge schnell hinter sich lassen können und nach vorne blicken. Belastende Situationen sollen wir so schnell wie möglich erledigen, energieraubenden Menschen aus dem Weg gehen.
3. Bleib in Bewegung
   Und zwar körperlich und geistig. Dr. McGarey fährt regelmäßig Fahrrad, hat sich ein Minimum von 3.800 Schritten täglich gesetzt, hört Hörbücher oder schreibt selbst.

4. Isoliere dich nicht
Die Mutter von sechs Kindern pflegt die Kontakte zu ihren Familienmitgliedern und Freunden. Dr. McGarey ist sogar davon überzeugt, dass die starken sozialen Bindungen der Schlüssel zu ihrer Langlebigkeit sind.
5. Mach weiterhin Pläne
Trotz ihres hohen Alters macht die 102-Jährige noch langfristige Pläne. Sie richtet ihren Blick auf die Zukunft, bleibt optimistisch und sagt, dass sie noch viel zu tun habe.

Die Engländerin Ada Daniel kann das nur bestätigen.
Am 1. Juni 2023 feierte sie ihren 108. Geburtstag. Ihre Pflegerin Kelly Goucher hatte einen Aufruf via Facebook gestartet, und an Ada Daniels großem Tag trudelten Hunderte Glückwunschkarten zum Five-o'clock-Tea in dem Heim in Codnor in der Nähe von Nottingham ein. Die kistenschweren Grüße hätten die alte Dame überwältigt. »So viele Menschen gratulieren ... mir?«
Angesprochen auf ihr Lebensgeheimnis dachte sie nach und sagte: »Am besten, Sie nehmen sich einen Hund.«
Sechs Windhunde hatte sie an ihrer Seite. Die hielten sie auf Trab. »Und was noch wichtig ist«, ergänzte Ada Daniel, »immer beschäftigt zu sein. Wer Aufgaben hat, bleibt geistig fit.« Das habe ihr geholfen, »so lange durchzuhalten.« Zwei Weltkriege und Corona hatte die Frau überlebt, auch vor Computern schreckt sie sich nicht. In dem Seniorenheim gilt sie als »eigenwillig«, was man mit 108 Jahren getrost sein kann.

Am 1. April 2023 starb Österreichs ältester Mann.
Franz Wielander hatte im Jänner noch seinen 109. Geburtstag gefeiert. Die Forschung ist fasziniert von solch rüstigen Phänomenen. Was ist das Geheimnis dieser Menschen, die ein so hohes Alter erreichen? Der Lebensstil? Die Gene? Oder ist es einfach Schicksal?

Wissenschaftler lenken daher den Fokus auf die Langlebigkeit und das Altern an sich. Nur 0,27 Prozent der Amerikaner waren 2021 100 Jahre oder älter, aber die Rate der Menschen in den USA, die 100 Jahre alt werden, hat sich laut Daten der Vereinten Nationen in den letzten 20 Jahren fast verdoppelt. Aus diesem Anlass analysierten Forscher der Boston University und des Tufts Medical Center die DNS und den Lebensstil von sieben Hundertjährigen.

Sie untersuchten die sogenannten peripheren mononukleären Blutzellen, eine Kategorie von Immunzellen im Blut, und stellten fest, dass diese Hundertjährigen ein exzellentes Immunsystem haben, das viele Krankheiten erfolgreich bekämpft. Die Studie wurde in der Zeitschrift *eBioMedicine* veröffentlicht.

»Wir haben den unseres Wissens nach größten Einzelzell-Datensatz hundertjähriger Probanden zusammengestellt und analysiert, der es uns ermöglichte, einzigartige Merkmale dieser Population zu definieren«, schrieb Stefano Monti, außerordentlicher Professor für Medizin an der Boston University, in einer Erklärung.

Das Ergebnis verblüffte nicht nur die Fachwelt: Die Fähigkeit, sich an neue Infektionen anzupassen und darauf zu reagieren, nimmt normalerweise mit zunehmendem Alter ab, weil das Immunsystem schwächer wird. Die Studie ergab aber, dass die hundertjährigen Probanden eine unterschiedliche Zusammensetzung von Immunzellen haben.

»Die Immunprofile, die wir bei den Hundertjährigen beobachtet haben, unterstützen die Hypothese, dass Hundertjährige mit Schutzfaktoren ausgestattet sind, die ihre Fähigkeit verbessern, sich von Infektionen zu erholen«, erklärte Paola Sebastiani, Direktorin des Tufts Center for Quantitative Methods and Data Science.

Die Studienergebnisse zeigen, dass der Anteil von Lymphozyten (einer Art weißer Blutkörperchen) von Hundertjährigen im Vergleich zu jüngeren Menschen abnimmt, aber auch eine signifikante Veränderung in der Zusammensetzung auftritt. Die Forscher stellten Veränderungen in myeloiden Zellen fest, die aus dem Knochenmark stammen.

Während einige Wissenschaftler die natürliche Langlebigkeit erforschen, wenden sich andere der fortschrittlichen Technologie zu, um Möglichkeiten zur Verlängerung des Lebens zu finden. Der Zukunftsforscher Ray Kurzweil behauptet, dass Menschen bis 2030 unsterblich sein werden. Der 75-jährige Informatiker und ehemalige Google-Ingenieur ist Träger der National Medal of Technology und in der National Inventors Hall of Fame vertreten. Er glaubt, dass mikroskopisch kleine Roboter beschädigte Zellen und Gewebe reparieren werden, um Alterung und Krankheit abzuwehren. Nano-Bots.

Wie auch immer. Die Mittel und Wege, um gesund bis ins hohe Alter zu bleiben, sind grundsätzlich immer die gleichen. Spätestens hier könnten wir uns überlegen, sie vielleicht doch in den Alltag zu integrieren.

Am besten heute.

Eintrag im elektronischen Kalender: Jetzt beginnt mein gutes, langes Leben.

Kapitel 10
Warum tut die Politik so wenig?
Es bringt keine schnellen Meriten, nur langfristigen Erfolg und keine Wähler.

Ist Gesundheit pures Glück? Hat man nur einfach Pech, wenn man trotzdem erkrankt? Auch wenn man sich gesund ernährt, ausreichend Bewegung macht oder immer schön durchschläft? Für viele Krankheiten sind mittlerweile Maßnahmen zur Prävention oder Gesundheitsförderung bekannt. Nur wer bestimmt, ob wir sie auch anwenden? Die WHO, die Politik im eigenen Land oder ist das eine Frage, die sich jeder selbst stellen muss? Wer übernimmt letztlich die Verantwortung?

Österreich hat eines der besten Krankenversorgungssysteme weltweit, heißt es oft. Aber wir können uns auf diesen Lorbeeren nicht ausruhen. Denn in vielen Bereichen des Gesundheitssystems hapert es – nicht nur wegen Corona in den vergangenen Jahren.

Schauen wir uns an, was die Politik in den vergangenen Jahren versäumt hat und was an unserem Gesundheitssystem dringend geändert werden muss.

Problem 1

Es gibt zu wenige Kassenärzte. Vorsorge beginnt zu Hause. Aber gerade die medizinische Nahversorgung ist in den vergangenen Jahrzehnten extrem vernachlässigt worden. In diesen Jahren war der Ruf nach Einsparungen wichtiger als der Faktor Mensch. In Österreich gibt es rund 4.000 Allgemeinmediziner. Diese Zahl ist seit mehr als 60 Jahren konstant geblieben. Aber die Einwohnerzahl in unserem Land ist im gleichen Zeitraum von 7,05 Millionen auf 9,1 Millionen gestiegen. Das bedeutet einen Anstieg um fast 30 Prozent. Und diese Menschen wollen auch irgendwann behandelt werden. Das bedingt endlos lange Wartezeiten: erst auf einen Termin, dann im überfüllten Wartezimmer auf den Einlass ins Behandlungszimmer. Und dort hat ein Arzt in Österreich für einen Patienten durchschnittlich nur fünf Minuten Zeit. Für ein persönliches Gespräch bleiben da nicht mehr als drei Wörter: Der Nächste bitte.

Problem 2

Nimmt die Personalnot zu, verschlechtert sich die Versorgungsqualität. Diese Milchmädchenrechnung gilt für alle Menschen, die im Gesundheitsbereich arbeiten. Deren Arbeitsbedingungen würden sich erheblich verbessern, wenn es eben mehr Personal gäbe. Mit der Pflegereform versucht man den akuten Mangel in den Griff zu bekommen.

Der Bund will auch Personal aus Nicht-EU-Staaten anwerben. Ein Tropfen auf dem heißen Stein. Während der Recherche zu diesem Buch mussten bereits 2.775 Betten in Krankenhäusern gesperrt werden, weil einfach das Personal fehlt. 2.775 Spitalsbetten: Das ist ungefähr das ganze AKH Wien plus 1.000 weitere Betten. Anders gesagt, mussten zwei Krankenhäuser wegen Personalmangels zusperren.

Befragungen zeigen, dass Beschäftigten im Gesundheitsbereich eine gute Work-Life-Balance immer wichtiger wird. Wir müssen auch mehr auf die Frauen eingehen und schauen, welche Vorstellungen und Bedürfnisse sie für die Jobs haben. Denn im gesamten Gesundheitsbereich sind 80 Prozent der Beschäftigten Frauen. Und auch die Mehrheit, die das Studium Medizin abschließt, ist weiblich.

Problem 3

Die demografische Entwicklung in den kommenden Jahrzehnten zeigt schon jetzt, dass sich bei uns die Anzahl älterer Menschen stark erhöhen wird. Dann werden irgendwann nicht mehr genug junge Leute da sein, die sich um die Alten kümmern können. Bislang kamen sie aus Rumänien, Bulgarien oder den Philippinen. Schon jetzt gibt es akuten Pflegebedarf. Das verlangt nach einer politischen Planung. Es braucht Taten, keine Schlagzeilen, die am nächsten Tag längst Geschichte sind. Vor allem braucht es faire Gehälter für eine körperlich wie geistig extrem anstrengende Arbeit.

Problem 4
Als weiteren Punkt sehen viele Mediziner das schleppende Ausrollen neuer Versorgungslösungen. »Innovationen« hätten bei uns in Österreich immer einen sehr schweren Start. Woran das Verschließen gegenüber Neuem liegt, darüber sind sich Experten noch uneins. Es wird geredet und getüftelt, besprochen und genickt. Tatsache ist aber, dass in der Ärztekammer viele führende Funktionäre über 60 Jahre alt sind. In diesem Alter ist man Novitäten gegenüber vielleicht nicht mehr ganz so aufgeschlossen. Man wartet auf die verdiente Pension.

Junge Ärzte fühlen sich übrigens durch die Herren mit den grauen Haaren schlecht vertreten. In der Kammer denken die Bevollmächtigten darüber nach, wie sie die Struktur erhalten können. Nicht, wie sie innovativ sein könnten. Es geht darum, den Apparat zu erhalten und das System zu bewahren. Das ist – offen und ehrlich gesagt – einer der Hauptgründe, warum sich nie etwas ändern wird.

Problem 5
Weiters muss die Bevölkerung zum Thema Gesundheit klar informiert werden: in klassischen Kampagnen und auch in den sozialen Medien. Damit möglichst viele Menschen erreicht werden können, angefangen bei Schulen und sogar in Kindergärten. Kinder und Jugendliche sollen eine gewisse Gesundheitskompetenz aufbauen können. Oder zumindest schon einmal davon gehört haben. Bislang funktioniert das nur bei der

Zahnpflege. Da wird den Kleinen schon im Kindergarten gesagt, dass sie sich zweimal täglich die Zähne putzen sollen. Aber das müsste in viele weitere Bereiche ausgebaut werden, um schon Kinder, Jugendliche und auch Erwachsene zu einem gesunden Leben anzuspornen. Ganz anders läuft das beispielsweise in Japan. Im Land der aufgehenden Sonne werden Kinder spielerisch gelehrt, in Form von Comics und Games. In Österreich schafft es das Ministerium höchstens, eine Broschüre zu verteilen, auf der steht: Bleib gesund!

Problem 6
Zur Gesundheitsuntersuchung gehen erstaunlicherweise nur die wenigsten, und eigentlich auch nur jene, die ohnehin mehr auf ihren Körper schauen und ein gesundheitsbewusstes Leben führen, zu dem eben auch die Gesundheits- oder Vorsorgeuntersuchung gehört. Nur fragt die normale Vorsorgeuntersuchung auch alle relevanten Parameter ab? Kann man sich danach wirklich sicher sein, dass man nichts hat? Wir denken, dass ein wichtiges Detail fehlt. Und zwar eine einfache Stuhlprobe. Die wird zwar bei der Darmkrebsvorsorgeuntersuchung gemacht, aber bei der »normalen« ist sie nicht vorgesehen.

Wir haben an anderer Stelle in diesem Buch bereits darauf hingewiesen, dass Übergewicht schlimme Folgen für die gesamte Gesundheit haben kann.

Vor Kurzem haben Wissenschaftler herausgefunden, dass eine Gewichtsreduktion am besten bei Menschen funktioniert, die ein bestimmtes Mikrobiom besitzen, dessen Bakterien den Körper unterstützen können, Fett zu verbrennen. Mit einer Stuhlanalyse lässt sich feststellen, welche Bakterien im Mikrobiom leben. Der Patient bekommt ein kleines Röhrchen, nimmt ein bisschen vom Stuhl heraus, und das wird dann genetisch untersucht. Das wär's eigentlich. Aber diese Untersuchung, die grundlegende Erkenntnisse über das Mikrobiom eines Patienten liefern würde, wird im Normalfall nicht bezahlt und kostet zwischen 150 und 300 Euro. Die Krankenkasse sagt: Leider, das ist privat.

Generell kann aber mit Prävention dem System eine Menge Geld gespart werden. Dafür braucht es zunächst einmal mehr Ressourcen, die in die richtigen Stellen gepumpt werden müssen. Aber gerade weil das österreichische Gesundheitssystem ein Mischsystem ist, in dem Bund, Länder und Kassen mitreden, wie sie wollen, werden Budgetverschiebungen extrem erschwert.

Ein kleines Beispiel zeigt, was mit dem Geld wirklich passiert: Seit Herbst 2021 gibt es in Österreich eine Impfung gegen Gürtelrose. Das Präparat heißt Shingrix. Damit wird die Ausbreitung der Gürtelrose bis zu 90 Prozent verhindert. Die Impfung ist gut und funktioniert, doch in Österreich wird sie nicht von der Krankenkasse bezahlt. Sie kostet 252,50 Euro, die jeder oder jede aus der eigenen Tasche bezahlen muss.

Was hat die Ärztekammer gemacht? Für die Shingrix-Impfung wurde eine eigene Kampagne gestartet. In Kooperation mit einem Drei-Buchstaben-Partner: GSK. Die Abkürzung steht für den britischen Pharma-Riesen GlaxoSmithKline, der 90.000 Mitarbeiter beschäftigt und einen Jahresumsatz von 34,1 Milliarden Pfund angibt.

Die Kammer geht her und erklärt: Das Medikament ist super, aber die Patienten müssen dafür aufkommen, wenn sie keine Gürtelrose bekommen wollen. Diese Kampagne ist nichts anderes als eine versteckte Umsatzsteigerung. Das Hersteller-Unternehmen hat sich aber sicher über die Werbung gefreut.

Die große Schere: Stadt – Land

In Österreich gibt es insgesamt 264 Spitäler. In den meisten größeren Städten gleich mehrere. In den Ballungsräumen ist die medizinische Versorgung auch dementsprechend gut. Auf dem Land sieht die ganze Sache aber ein bisschen anders aus.

Wir sind zwar weit davon entfernt zu sagen: Früher war alles besser. Aber früher – und das ist noch gar nicht so lange her – hat es in fast jeder Gemeinde einen Arzt oder eine Ärztin gegeben. Und den oder die haben alle im Ort gekannt. Man denke etwa an alte Heimatfilme, in denen immer der Arzt, der Pfarrer und der Bürgermeister am Stammtisch beim Dorfwirt gesessen sind. Der Landarzt war damals tief in der Gemeinde verwurzelt. Heute gibt es ihn nur mehr im Fernsehen, eben als »Landarzt« oder »Bergdoktor«.

Unpraktisch der Ist-Zustand: In vielen Gemeinden gibt es gar keinen praktischen Arzt mehr. Der für den Ort zuständige Onkel Doktor wohnt vielleicht 30 oder mehr Kilometer weit entfernt. Er ist überhaupt nicht integriert, kennt niemanden, kommt vielleicht einmal vorbei, verschreibt ein Schmerzmittel oder ein anderes Medikament, hat damit seine Sache erledigt und ist auch schon wieder weg.

Um einen Anreiz für niedergelassene Ärzte am Land zu schaffen, hat die Ärzte- und Apothekenkammer praktischen Ärzten in Gemeinden die Führung einer Hausapotheke zugebilligt. Das hat am meisten die Pharmaindustrie gefreut. Ärzte am Land können sich zwar auf diese Art ein schönes Zubrot verdienen, müssen aber ihre Ordination wie einen Betrieb führen und bestrebt sein, immer, wenn jemand zu ihnen kommt, ein Medikament zu verschreiben. Es kann nicht der richtige Weg sein, Antibiotika und Analgetika wie Tic Tac zu verteilen.

Die neuen Ärztezentren, in denen schön praktisch gleich ein paar verschiedene Fachärzte und Physiotherapeuten zusammenarbeiten, sind auch nicht unbedingt der richtige Weg. Diese Einrichtungen sollen zwar die überfüllten Spitäler entlasten, aber eine Arzt-Patienten-Beziehung kann nicht entstehen. Denn dort gibt es nur bestimmte Öffnungszeiten. Aus dieser kurzen Zeit wollen die Mediziner aber das Maximale herausholen. Und das geht nur, wenn die Patienten schnell durchgeschleust werden. Damit wäre das Problem der Zeit wieder aktuell. Fließband-Betriebe übersehen gerne, dass Menschen nicht nur Symptome haben, sondern auch Ursachen, die diese Symptome erst auslösen.

Was könnten praktische Ärzte zur Prävention machen? Als ersten Schritt könnten sie eine Sprechstunde über Vorsorge abhalten. Beispielsweise im Vereinssaal des Ortes, koordiniert mit dem Bürgermeister oder der Gemeinde. Etwa in die Richtung: »Ihr seid alle herzlich eingeladen! Wir reden einmal darüber, wie wir alle besser gesund bleiben.« Das wäre so einfach. Aber die Zeit wird niemand verrechnen können. Für den Arzt wäre es ein Dienst an der Gemeinde. Wenn seine Schäfchen länger gesund blieben, hätte er auch etwas davon. Er würde aber im Gegenzug weniger Medikamente aus seiner Hausapotheke anbringen.

Kurzum: Die Bezahlung muss anders werden. Solange ein niedergelassener Arzt am Land das Gleiche verdient wie ein Arzt im Krankenhaus, wird sich nichts ändern. Wie soll man einen jungen Arzt motivieren, sich irgendwo draußen niederzulassen und nicht im Krankenhaus? Im Spital hat er seinen Dienst, danach geht er nach Hause und hat keinerlei weitere Verpflichtungen. Als Landarzt kommen aber noch wirtschaftliche Verpflichtungen dazu. Das verlangt nach einem generellen Umdenken. Politisch und gesellschaftlich. Bei diesem Thema nicken viele und sagen: Genau, darum sollten wir uns bei der nächsten Sitzung kümmern.

Ende Juni 2023 kündigte die Regierung eine großangelegte Reform des Gesundheitssystems an. In Form eines sechsseitigen Entwurfs, an dem das Gesundheitsministerium, Ländervertreter und die Sozialversicherungen gebastelt hatten.

Primär geht es darum, die Ärztekammern zu entmachten. Politik und SVS entscheiden, ob und wo ein Arzt ordinieren darf.

Kassenärzte sollen sich verpflichten, jeden Werktag von 7 bis 19 Uhr zu arbeiten, dafür gebe es einheitliche Honorare. Wahlärzte müssen künftig alle privaten Behandlungen elektronisch der Kasse melden.

Der politische Plan ab 1. Jänner 2024 sieht auch vor, die Gesundheitsberufe attraktiver zu machen. Das Medizinstudium soll zugänglicher werden, außerdem will man die Arbeitsgesetze für Pfleger, Sanitäter und Therapeuten anpassen. Ambulanzen sollen entlastet werden, Apotheken müssen sich an das sogenannte Ökonomiegebot halten und die billigste Arznei anbieten. Und letzten Endes geht's ums liebe Geld. Eine Ausgabenobergrenze für die Jahre 2024 bis 2028.

Bis dahin wird noch viel gestritten und geplärrt werden.

Auffällig ist nur, dass die Menschen, die kranken wie die gesunden, in dem systematischen Umbau zweitrangig sind.

Und nicht zu vergessen – der Clou am Schluss: In der gesamten Gesundheitsreform ist ein Wort ausgeklammert.

Vorsorge.

Vorsorgeuntersuchungen
Empfehlungen der österreichischen Ärztekammer

Quelle: https://www.aerztekammer.at/vorsorge sowie
Vorsorgefolder Männer, Vorsorgefolder Frauen (Ärztekammer)

Allgemein:
Ab dem 18. Lebensjahr kann eine Vorsorgeuntersuchung einmal pro Jahr in Anspruch genommen werden. Sie bietet ein umfassendes Untersuchungsprogramm, bei dem der Patient sprichwörtlich auf Herz und Nieren durchgecheckt wird.

Im Fokus stehen vor allem Risikofaktoren für Herz-Kreislauferkrankungen, Stoffwechselerkrankungen, die Früherkennung häufiger Krebserkrankungen, aber auch die Prävention von Suchterkrankungen.

Bei ersten Hinweisen auf Erkrankungen kann sofort gegengesteuert werden. In einem persönlichen Beratungsgespräch mit Ihrer Ärztin/Ihrem Arzt werden entsprechende Maßnahmen erarbeitet.

Durchgeführt wird die Vorsorgeuntersuchung von niedergelassenen Ärztinnen und Ärzten der Allgemeinmedizin und Fachärztinnen und Fachärzten für Innere Medizin.

Vorsorgeuntersuchungen für Frauen:
Frauen sind zwar für Prävention stärker sensibilisiert als Männer und haben eine höhere Lebenserwartung, erleben aber anteilsmäßig weniger gesunde Lebensjahre. Regelmäßige Vorsorgeuntersuchungen begünstigen Frauengesundheit bis ins hohe Alter.

Kindheit bis Pubertät
- Ausgewogene Ernährung
- Spaß an Bewegung
- HPV-Impfung

Pubertät bis Menopause
- Krebsabstrich
- Risikofaktoren für Herz-Kreislauf- und Stoffwechsel-Erkrankungen erkennen
- Individuelle Brustkrebsvorsorge
- Checks bei Kinderwunsch und Schwangerschaft (MutterKindPass)

Menopause bis hohes Alter
- Wechselbeschwerden und Hormonersatztherapie: Nutzen und Risiko erörtern
- Darmkrebsvorsorge
- Individuelles Brustkrebsscreening
- Vorsorgeuntersuchung beim Hausarzt
- Osteoporoseuntersuchung (FRAX und Densitometrie)

Ihre Ansprechpartner zum Thema Frauengesundheit:
- Gender Medicine Unit der MedUni Wien: www.meduniwien.ac.at/gender-medicine
- FEM – Gesundheitszentrum für Frauen, Eltern und Mädchen: www.fem.at
- Österreichische Gesellschaft für Familienplanung: www.oegf.at
- Österreichische Gesellschaft für Gynäkologie und Geburtshilfe: www.oeggg.at

Vorsorgeuntersuchungen für Männer:

Viele typische Männerkrankheiten machen sich erst spät bemerkbar. Nur durch regelmäßige Vorsorgeuntersuchungen sind eine Früherkennung und entsprechende Behandlung möglich.

Kindheit – Vorsorge durch die Eltern
- Abtasten der Hoden zur Erkennung von Hodenhochstand
- Regelmäßige Untersuchung der Penisvorhaut zur Erkennung von Vorhautverengung oder -verklebung

Pubertät und junges Erwachsenenalter –
Vorsorge durch Selbstuntersuchung
- Verdrehung der Hoden: bei plötzlich eintretendem Schmerz sofort zur Ärztin/zum Arzt
- HPV-Impfung: 9 – 12 Jahre
- Selbstuntersuchung der Hoden zur Früherkennung von Hodentumoren

Lebensmitte und hohes Alter –
Jährliche urologische Untersuchung
Ab 50 Jahren: einmal jährlich zum AndrocheckTM bei der Urologin/beim Urologen

Ihre Ansprechpartner für alle Fragen zum Thema Männergesundheit: die Fachärztinnen und Fachärzte für Urologie.

Anhang

55 Tipps: die Gesundheits-Check-Liste zum Schmunzeln

- Regelmäßige körperliche Aktivität ist wichtig. Es genügt sogar, wenn Sie dreimal die Woche eine halbe Stunde spazieren gehen – zum Heurigen vielleicht oder ins Wirtshaus.

- Eine ausgewogene Ernährung mit viel Obst und Gemüse – trotzdem brauchen Sie auf den Schweinsbraten oder das Schnitzel nicht zu verzichten. Der Trick liegt im bewussten Genuss. Lassen Sie sich's schmecken.

- Machen Sie es wie eine Topfpflanze: Trinken Sie ausreichend Wasser, um hydratisiert zu bleiben. Dann blühen Sie auf wie ein Rhododendron.

- Vermeiden Sie übermäßigen Alkoholkonsum. Zum Beispiel am Montag.

- Rauchen Sie nicht oder hören Sie auf zu rauchen. Auch wenn SPÖ-Chef Andreas Babler mit glänzenden Augen zur Freigabe von Cannabis rät.

- Achten Sie auf eine gute Schlafqualität und ausreichend Schlaf. Und bitte schnarchen Sie nicht so laut, dass sich die Nachbarn aufregen.

- Schützen Sie Ihre Haut vor Sonneneinstrahlung mit Sonnencreme. Am besten, Sie bleiben vor dem Solarium stehen.

- Halten Sie Ihre Impfungen auf dem neuesten Stand. Selbst wenn die Regierung die Impfpflicht dann doch nicht so super umgesetzt hat.

- Reduzieren Sie den Konsum von verarbeiteten Lebensmitteln. Aus ernährungstechnischen Gründen zählen Leberkässemmeln nicht zu einer Diätkur.

- Vermeiden Sie zu viel Zucker und gesättigte Fette. Vor allem um die Leibesmitte.

- Nehmen Sie regelmäßig Mahlzeiten ein und überspringen Sie keine Mahlzeiten. Außer in der Nacht.

- Achten Sie auf eine gute Mundhygiene und regelmäßiges Zähneputzen, dann hat das Leben einfach mehr Biss.

- Vermeiden Sie Stress und finden Sie Entspannungstechniken, die Ihnen helfen. Yoga, Tantra oder denken Sie sich in der Mittagspause an einen weißen Sandstrand.

- Machen Sie immer wieder Pausen, um sich zu erholen und zu entspannen. Nur nicht beim Autofahren oder in der Oper.

- Nehmen Sie regelmäßig an Gesundheitsuntersuchungen teil, nicht nur als Zuschauer.

- Führen Sie regelmäßige Selbstuntersuchungen zur Früherkennung von Krankheiten durch. Ein Spiegel, zwei Hände – der Doktor ist da.

- Halten Sie Ihre Arbeitsumgebung sicher und ergonomisch. Außer Sie arbeiten als Akrobat im Zirkus Roncalli.

- Schützen Sie Ihr Gehör vor lauten Geräuschen. Speziell bei einem Konzert von Rammstein oder einem Ehestreit.

- Tragen Sie bei Bedarf eine Schutzbrille oder Gehörschutz. Vor allem bei Reden im Parlament.

- Vermeiden Sie längeres Sitzen – außer Sie schreiben ein Buch über Vorsorge.

- Halten Sie Ihre Arbeitsbelastung und Ihr Gleichgewicht zwischen Arbeit und Freizeit im Auge. Die Work-Life-Balance sollte im Idealfall mehr als einen Fünf-Stunden-Job vorsehen.

- Tragen Sie angemessene Schuhe und achten Sie auf Ihre Fußgesundheit. Außer Sie sind Eiskunstläufer oder Fakir.

- Nehmen Sie regelmäßig Bildschirmpausen, um Augenbelastung zu vermeiden. Netflix kann warten.

- Achten Sie auf Ihre Haltung – speziell als Politiker nach der Wahl.

- Vermeiden Sie exzessiven Gebrauch von elektronischen Geräten und Bildschirmen. Die britische Science-Fiction-Serie Black Mirror zeigt, was sonst passieren kann.

- Reduzieren Sie den Konsum von salzreichen Lebensmitteln, sofern Sie nicht Salzstangen-Fabrikant sind oder Margaritas mixen.

- Vermeiden Sie übermäßigen Koffeinkonsum. Ein siebenfacher Espresso in der Früh sollte für den Start in den Tag reichen.

- Untersuchen Sie regelmäßig ihre Augen, insbesondere wenn Sie diesen Tipp nur … verschwommen … lesen … können.

- Schützen Sie Ihr Gehirn durch geistige Aktivität und Lernen, dann werden die grauen Zellen nicht schwarz.

- Vermeiden Sie, sofern es geht, die sozialen Medien – es soll da draußen allen Ernstes auch eine Welt ohne Facebook, Twitter & Co. geben.

- Achten Sie auf eine gute Lungenhygiene und vermeiden Sie schädliche Gase und Dämpfe, außer im Zigarrenklub.

- Achten Sie auf Ihre geistige Gesundheit – die Welt ist verrückt genug.

- Pflegen Sie eine gute zwischenmenschliche Beziehung und soziale Unterstützung. Außer Sie leben als Eremit am Berg Athos.

- Halten Sie Ihr Zuhause sauber und hygienisch, um Krankheiten zu vermeiden. Kakerlaken im Bett sind das erste Anzeichen, wieder mal Putzlappen und Staubsauger hervorzuholen.

- Seien Sie vorsichtig bei der Verwendung von Medikamenten und nehmen Sie sie nur nach ärztlicher Anweisung ein, selbst wenn Viagra auf der Verpackung draufsteht.

- Fahren Sie sicher im Straßenverkehr und halten Sie sich an Verkehrsregeln, sofern Sie nicht auf der Flucht vor der Polizei sind.

- Achten Sie auf eine gute Händehygiene, um die Ausbreitung von Keimen zu reduzieren. Dafür gibt es ein Geheimrezept: Seife.

- Pflegen Sie eine positive Einstellung und eine gesunde Geisteshaltung. Schreien Sie Ihrem Spiegelbild drei Wörter entgegen.
ALLES WIRD GUT!

- Betreiben Sie regelmäßig Atemübungen, um Stress abzubauen. Und bitte aufs Ausatmen nicht vergessen.

- Hören Sie auf Ihren Körper und nehmen Sie Anzeichen von Unwohlsein ernst. In der Pathologie ist es dann schon einen Tick zu spät.

- Vermeiden Sie übermäßigen Konsum von Energy- und Softdrinks. Lieber ein Gläschen Wein am Abend, das beruhigt die Nerven. Prost.

- Achten Sie auf eine ausreichende Aufnahme von Ballaststoffen für eine gesunde Verdauung und wählen Sie gesunde Fette wie Avocado oder Nüsse. Chips und Popcorn vor dem Fernsehen zählen nicht dazu.

- Führen Sie regelmäßig Dehnübungen durch, um Ihre Flexibilität zu verbessern. Je biegsamer Sie sind, desto mehr Spaß haben Sie bei der Familienplanung.

- Reduzieren Sie den Konsum von verarbeitetem Fleisch und wählen Sie magere Proteinquellen. Schokoriegel und Spareribs also nur an ungeraden Tagen.

- Nehmen Sie ausreichend Calcium, Magnesium und Vitamin-D zu sich.
Die freundliche Dame in der Apotheke macht Ihnen gern ein Dauer-Abo.

- Reduzieren Sie den Konsum von gesüßten Fruchtsäften und trinken Sie stattdessen Wasser oder ungesüßten Tee. Long Island Iced Tea eher nur im Urlaub.

- Vermeiden Sie übermäßiges Tragen von schweren Lasten, um Rückenverletzungen zu vermeiden. Und achten Sie auf richtige Hebe- und Biegetechniken, wenn Sie das nächste Mal die Schwiegermutter aus dem Auto hieven.

- Stärken Sie Ihre sozialen Beziehungen, indem Sie Zeit mit Familie und Freunden verbringen. Kommunikation klappt auch ohne WhatsApp.

- Reduzieren Sie den Konsum von Fastfood und entscheiden Sie sich für selbst zubereitete Mahlzeiten: einen Big Mac kann man auch selbst machen.

- Nehmen Sie ausreichend Omega-3-Fettsäuren zu sich, zum Beispiel durch Fisch oder Leinsamen. Vermeiden Sie Haie beim Baden im Meer.

- Achten Sie auf eine gute Schlafumgebung, indem Sie ein angenehmes Bett, ein ruhiges Zimmer und eine geeignete Temperatur gewährleisten. Auch der Partner im Bett will wohl gewählt sein.

- Nehmen Sie sich Zeit für regelmäßige Entspannungsübungen wie Meditation oder Yoga. Das gilt auch für die männlichen Leser.

- Halten Sie sich an sichere Praktiken beim Umgang mit Haustieren, um Infektionen zu vermeiden. Flöhe jucken dann doch.

- Achten Sie auf eine gute Durchblutung, indem Sie regelmäßig Bewegung und Massagen in Ihren Alltag integrieren. Das gilt nicht nur für die erogenen Zonen.

- Achten Sie auf regelmäßige Augenübungen, um die Sehkraft zu erhalten. Zum Beispiel können Sie dieses Buch noch einmal von vorne lesen.

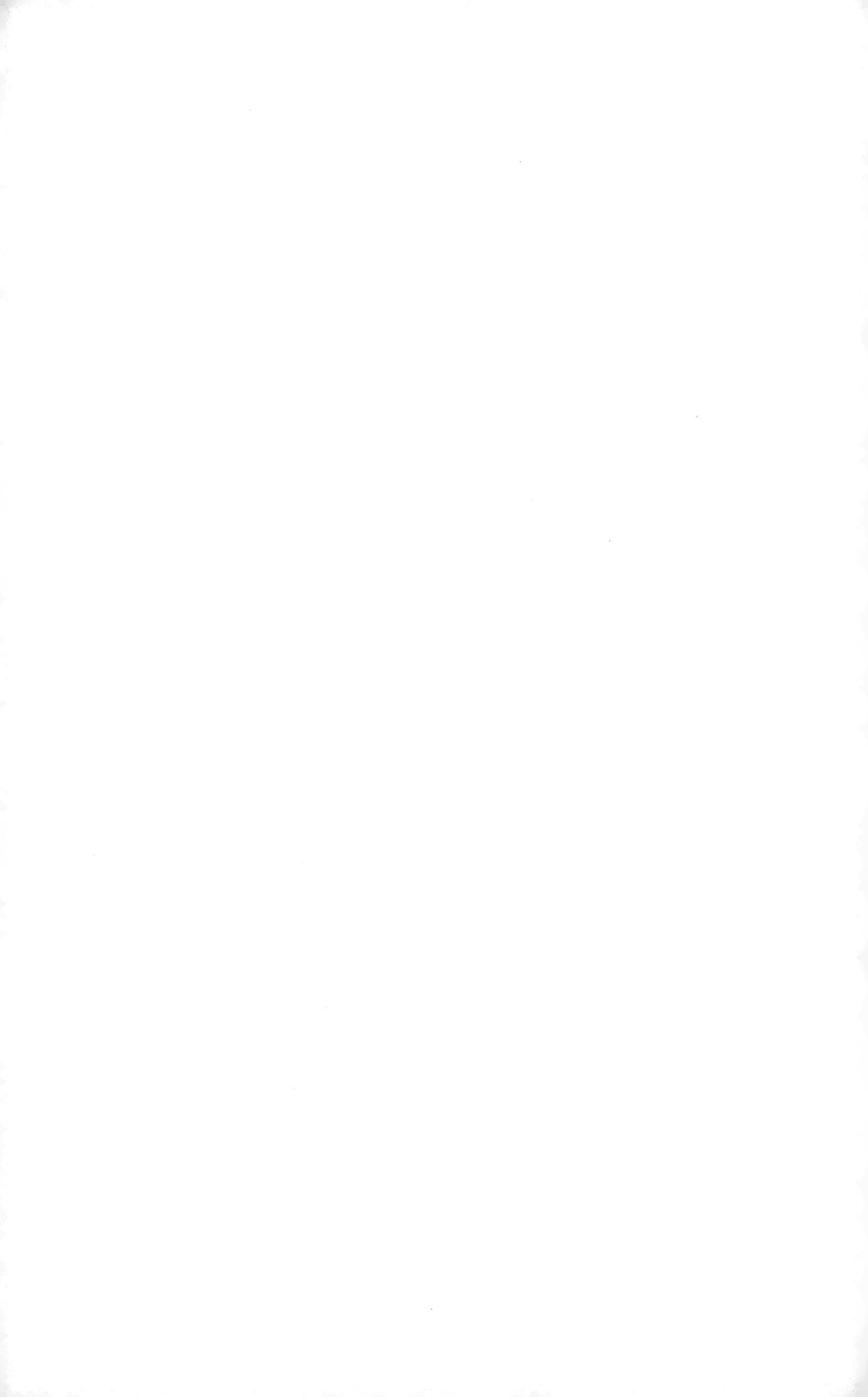

MAX GANGL

Akademischer Bildhauer, Maler, Graphiker und Designer

Max Gangl lebt und arbeitet in Wien, Kärnten, Slowenien, Kroatien, der Toskana, der Schweiz, Berlin, Großbritannien, Spanien, der Provence und New York. Seit 1972 zahlreiche Ausstellungen im In- und Ausland.   Mehr Infos http://maxgangl.at/

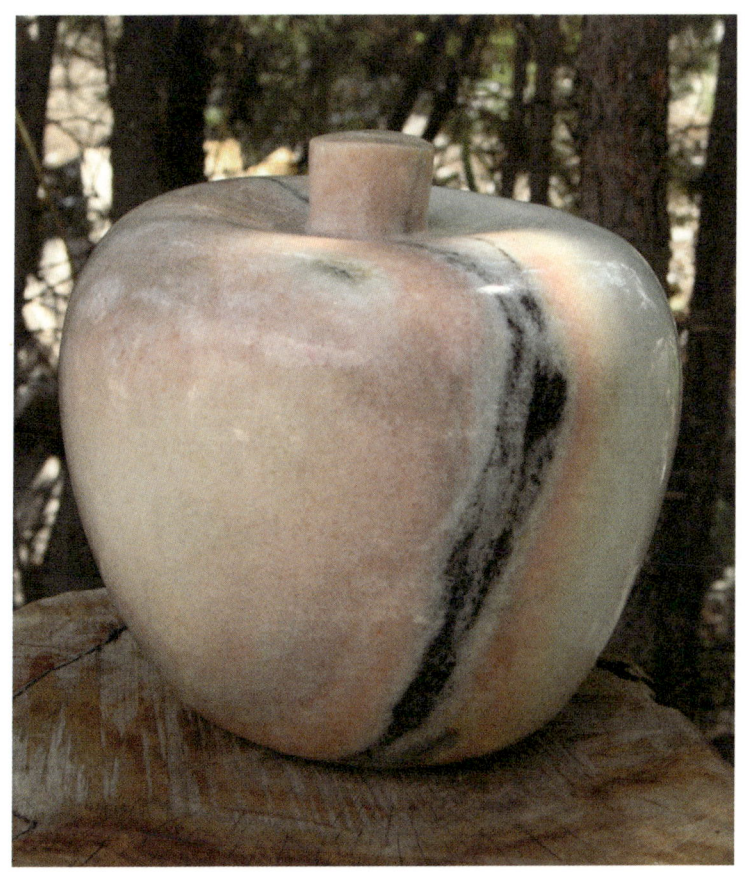

Der Apfel, Innbegriff der heimischen Früchte und uraltes Fruchtbarkeitssymbol, steht für Vitalität, Lebenskraft und Energie. Seine runde Form symbolisiert zugleich die „Mutter Erde".

Quellenangaben, verwendete Literatur

Sommer, I., Titscher, V., Teufer, B. et al. Evidenzbasierte Empfehlungen zur Überarbeitung der österreichischen Vorsorgeuntersuchung. Wien Med Wochenschr 169, 339–349 (2019). doi.org/10.1007/s10354-019-0699-6

link.springer.com/article/10.1007/s10354-019-0699-6 /tables/1

link.springer.com/article/10.1007/s10354-019-0699-6 /tables/4

Kamtsiuris, P., Bergmann, E., Rattay, P. et al. Inanspruchnahme medizinischer Leistungen. Bundesgesundheitsbl. 50, 836–850 (2007). doi.org/10.1007/s00103-007-0247-1

Maßnahmen zur Vorbeugung von Bluthochdruck, Gesundheitszentrum für Selbstständige: https://www.gesundheitszentrum-selbstaendige.at

Herzkreislauferkrankungen in Österreich BMSGPK

www.sozialministerium.at/Themen/Gesundheit/Nicht-uebertragbare-Krankheiten/Herz-Kreislauf-Krankheiten.html

Primärprävention: S3 Leitlinie Allergieprävention AWMF

register.awmf.org/de/leitlinien/detail/061-016

Prävention von Krebserkrankungen

www.gesundheit.gv.at/krankheiten/krebs//info/entstehung.html

Hauterkrankungen (z. B. Neurodermitis, Akne)

www.gesundheit.gv.at/krankheiten/haut-haare-naegel/neurodermitis//praevention.html

Divertikulose

www.gesundheitsinformation.de/divertikelkrankheit-und-divertikulitis.html

Obstipation

www.amboss.com/de/wissen/Obstipation.html

https://www.pflege.de/krankheiten/verstopfung.html

Karies

www.gesundheit.gv.at/krankheiten/zaehne/zahnkrankheiten/karies-was-ist-das.html

Kurzsichtigkeit

www.gesundheit.gv.at/krankheiten/augen/fehlsichtigkeit/kurzsichtigkeit-myopie.htm www.augen.at/myopie.html

Psychiatrische Erkrankungen wie Depressionen, Angsterkrankungen und Essstörungen (Anorexia nervosa, Bulimia nervosa)

www.sozialministerium.at/Themen/Gesundheit/Nicht-uebertragbare-Krankheiten/Psychische-Gesundheit/Depressionsbericht-%C3%96sterreich.html

www.gesundheit.gv.at/krankheiten/psyche/neurose/angststoerung-diagnose.html

www.gesundheit.gv.at/krankheiten/psyche/essstoerungen.html

www.gesundheit.gv.at/krankheiten/psyche/essstoerungen/bulimie-diagnose-therapie.html

Demenz und Alzheimer

Finger-Studie:

www.alz.org/wwfingers/overview.asp#:~:text=The%20Finnish%20Geriatric%20Intervention%20Study,among%20older%20at%2Drisk%20individuals.

Feinstaub und Demenz:

scholar.google.at/scholar?q=British+Medical+Journal+Meta-Analyse+Feinstaub+und+Demenz&hl=de&as_sdt=0&as_vis=1&oi=scholart

Adipositas

www.who.int/europe/de/news/item/03-05-2022-new-who-report--europe-can-reverse-its-obesity--epidemic

Schlafforschung

www.ncbi.nlm.nih.gov/pmc/articles/PMC9368699/

Chronobiologie

link.springer.com/article/10.1007/s11818-021-00312-w

Dankbarkeit

www.health.harvard.edu/healthbeat/giving-thanks-can-make-you-happier

Glück

worldhappiness.report/ed/2022/happiness-benevolence-and-trust-during-covid-19-and-beyond/#ranking-of-happiness-2019-2021

Lebenszufriedenheit

research.vu.nl/en/persons/aysu-okbay

Bharti RK. Contribution of Medical Education through Role Playing in Community Health Promotion: A Review. Iran J Public Health. 2023 Jun;52(6):1121-1128. doi: 10.18502/ijph.v52i6.12954. PMID: 37484138; PMCID: PMC10362810.

Li P, Liu Z, Wan K, Wang K, Zheng C, Huang J. Effects of regular aerobic exercise on vascular function in overweight or obese older adults: A systematic review and meta-analysis. J Exerc Sci Fit. 2023 Oct;21(4):313-325. doi: 10.1016/j.jesf.2023.06.002. Epub 2023 Jun 22. PMID: 37520931; PMCID: PMC10372915.

Nguyen XT, Whitbourne SB, Li Y, Quaden RM, Song RJ, Nguyen HA, Harrington K, Djousse L, Brewer JVV, Deen J, Muralidhar S, Ramoni RB, Cho K, Casas JP, Tsao PS, Gaziano JM; VA Million Veteran Program. Data Resource Profile: Self-reported data in the Million Veteran Program: survey development and insights from the first 850736 participants. Int J Epidemiol. 2023 Feb 8;52(1):e1-e17. doi: 10.1093/ije/dyac133. PMID: 35748351.

Wang H, Dai Y, Huang S, Rong S, Qi Y, Li B. A new perspective on special effective interventions for metabolic syndrome risk factors: a systematic review and meta-analysis. Front Public Health. 2023 Jul 14;11:1133614. doi: 10.3389/fpubh.2023.1133614. PMID: 37521969; PMCID: PMC10375293.

Guarda-Saavedra P, Muñoz-Quezada MT, Cortinez-O'ryan A, Aguilar-Farías N, Vargas-Gaete R. Beneficios de los espacios verdes y actividad física en el bienestar y salud de las personas [Benefits of green spaces and physical activity for the well-being and health of people]. Rev Med Chil. 2022 Aug;150(8):1095-1107. Spanish. doi: 10.4067/S0034-98872022000801095. PMID: 37358158.

HEMMA

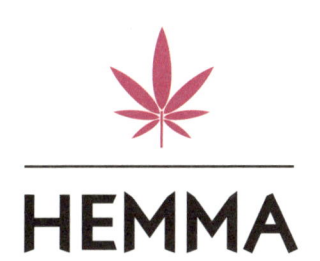

CBD & CBG
NACHHALTIG PRODUZIERT IN ÖSTERREICH

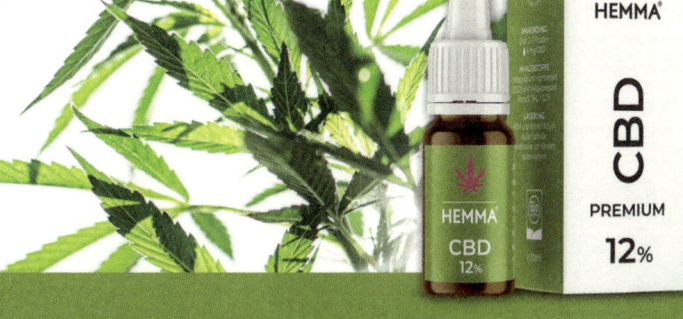

Für Ihre Vorsorge – für Ihr Wohlbefinden

- 100% eigene Pflanzen aus Bio-Outdoor-Anbau
- 100% eigene Verarbeitung, schonende Extraktion
- 100% regionale Qualität mit Reinheitszertifikat

www.hemma-cbd.com

Danke, dass Sie sich für unser Buch entschieden haben!
Sie wollen über unser Programm auf dem Laufenden bleiben sowie über Neuigkeiten und Gewinnspiele informiert werden? Folgen Sie uns auf Social Media oder abonnieren Sie unseren Newsletter.

Bildnachweis:
Seite 191, Foto MaVida Group
Seite 219, Foto Apfelskulptur, Mag. Max Gangl, www.maxgangl.at

1. Auflage 2023
© Carl Ueberreuter Verlag, Wien 2023
ISBN 978-3-8000-7852-3 (print)
ISBN 978-3-8000-8068-7 (e-book)

Alle Rechte vorbehalten. Das Werk darf – auch teilweise – nur mit Genehmigung des Verlages wiedergegeben werden.

Lektorat: Mag. Birgit Weilguni | textor.at
Covergestaltung: Saskia Beck | s-stern.com
Covergrafik: © AdobeStock
Satz: Lisa Wilfinger | Carl Ueberreuter Verlag
Druck und Bindung: finidr s.r.o. | Český Těšín

@ueberreuterwien

@ueberreuter_wien

@ueberreuter_wien

www.ueberrreuter.at